瘦身・排毒・快速增強免疫力！

# 愛喝手作 新鮮蔬果汁

于智華◎著

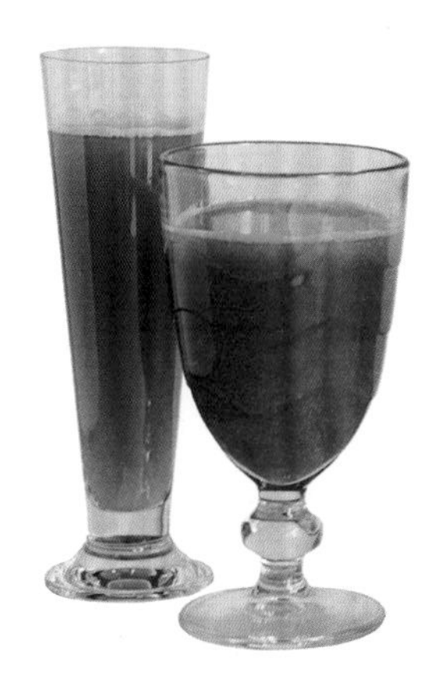

一天一杯　現榨現喝　連渣一起喝

瘦身美容　排毒健體　預防癌症　提升免疫
健胃整腸　抗衰防老　遠離感冒　緩解疲勞

台北醫學大學附設醫院營養師
養生書暢銷作家　李青蓉 審訂

序言

# 以蔬果汁 補充每日所需營養

眾所周知，進入二十一世紀後，亞健康族群的人數在快步調的生活方式下節節攀升。面對自己身體不時亮起的紅燈和警報，該是我們及時調節生活方式和飲食結構的時候了。在飲食方面，蔬果飲品以純天然、最簡便、最營養的搭配方式出現在飲食結構中，是上班族、育齡婦女、銀髮族均衡飲食中的一大「營養寶物」，儼然已成為一種健康的時尚。

據統計資料顯示，成年人每人每日的蔬菜必需量是四百至五百公克，但是實際攝取量卻僅為百分之五十至六十，所以很多人總是想盡辦法要補充蔬果的營養。

如果你是上班族女性，需要常坐電腦前，喝一杯新鮮檸檬蜂蜜汁，不但可以補充維生素C，且有護膚美容功效；如果家中有高血壓患者，每天一杯芹菜蘋果汁便可以鎮定心神、舒緩血壓；如果你是育齡婦女，每天一杯蘋果胡蘿蔔牛奶汁，既有益於眼睛，又可補充鈣質；如果你的老公在應酬中喝醉了，那就榨一杯酸棗仁葛根汁，其清涼、利尿的作用即能解酒。

均衡營養的飲食觀念已日漸為人們所接受，多數新鮮的水果和蔬菜含有百分之八十五至九十的水分，是飲食中維生素、礦物質、膳食纖維的重要來源，多吃蔬菜、水果不但可降低肥胖的機率和第二型糖尿病的發病率，並能減少罹患口腔、咽喉、食道、肺、胃、結腸等癌症的危險。透過食物，可以獲得預防疾病、補充營養、增強體力、改善循環系統、通潤腸道、美容養顏的效果，達到遠離疾病和藥物的目的。

本書就是要協助讀者在天然的食材中尋找健康的祕方，利用蔬果為健康保駕護航。你要相信，蔬果不僅是天然的保養品，也是難能可貴的藥劑！

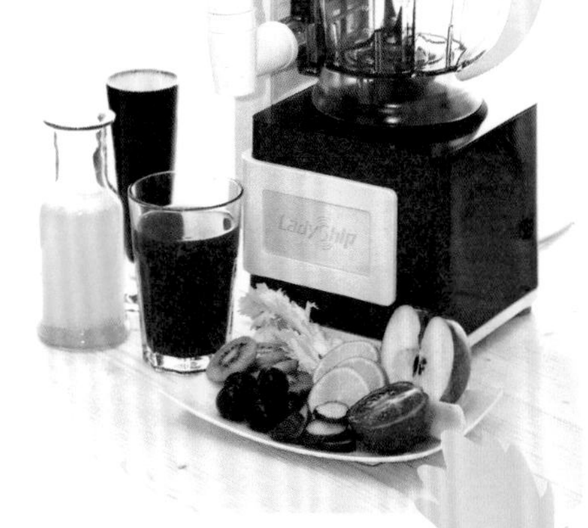

# CONTENTS

序言

002　以蔬果汁補充每日所需營養

## PART 1 蔬果飲品中的健康密碼

012　神奇的蔬菜、水果及豆類

014　蔬果飲品營養素解析

019　健康蔬果飲品的力量

022　巧妙鎖住蔬果飲品的營養

024　如何選擇蔬果飲品製作食材

## PART 2 新鮮蔬果飲品，強健你的體質

028　攝取蔬果、堅果及豆類營養，增強體力

029　不同體質的蔬果飲品配方

### 解酒

030　蜂蜜橄欖汁【緩解酒後頭痛煩渴】

031　紅糖蘿蔔汁【解酒毒】

032　芹菜蘋果汁【緩解酒後胃腸不適】

033　香蕉優酪乳【緩解酒後神經緊張】

### 解菸

034　檸檬胡蘿蔔汁【保護氣管・預防感冒】

036　奇異果杏桃冰沙【增強排毒】

037　蜂蜜梨子汁【改善呼吸和肺功能】

038　菠菜汁【提高免疫力・清潔腸道】

## 解頭痛

039　梨子蓮藕汁【緩解頭痛・生津潤燥】
040　芹菜香蕉冰沙【降血壓・保護神經系統】
041　山藥蘋果優酪乳【提神醒腦】
042　地瓜蘿蔔韭菜汁【緩解頭痛】

## 調理腸胃

043　蜂蜜高麗菜冰沙【緩解胃潰瘍及十二指腸潰瘍】
044　蘋果優酪乳【緩解便祕】

## 消除疲勞

045　蜂蜜柚子葡萄汁【緩解疲勞】
046　草莓優酪乳【緩解眼部疲勞】
047　蘋果萵苣鳳梨汁【緩解疲勞及神經衰弱】
048　山藥椰奶汁【緩解孕期疲勞】

## 好眠

050　蜂蜜紅棗汁【緩解焦慮失眠】
052　蓮子百合銀耳汁【緩解病痛失眠】
053　核桃豆漿【緩解腎虛失眠】

## 強化體質

054　蜂蜜胡蘿蔔汁【補益脾胃】
055　蘋果橘子薑汁【預防體質虛弱】
056　山藥蓮子汁【補益脾・肺・腎】

## 增強腦力

058　核桃芝麻豆漿【改善腦循環・增強思維敏銳度】
059　杏仁核桃豆漿【提高工作效率】
060　健康小站　不同體質，不同的蔬果選擇

PART 3 專屬蔬果飲品，對症預防病症

064 蔬果搭配，生病不累
065 對症蔬果飲品配方

## 生活習慣病

066 芹菜奇異果汁【降血壓】
067 檸檬草莓冰沙【降血壓・美白】
068 木瓜優酪乳【提高免疫力】
070 辣椒薑汁【降血壓・降血脂】
070 西瓜冰沙【利尿・解酒・促進代謝】
072 蘋果奇異果汁【預防憂鬱症】
073 枸杞銀耳豆漿【降低膽固醇】

## 調理胃肝脾

074 西瓜黃瓜冰沙【利尿・護腎】
075 葡萄鳳梨汁【清潔消化系統】
076 蜂蜜香蕉蘋果冰沙【預防便祕】
078 橘子薑汁【健脾開胃】
079 葡萄柚芒果汁【促進消化】
080 檸檬山楂汁【健胃消食】
081 蜂蜜木瓜冰沙【護肝】
083 番茄花椰菜汁【預防胃癌】
083 蜂蜜蓮藕汁【補益肝・脾・胃・腸】

## 女性疾病

084 蘋果鳳梨薑汁【緩解經痛】
085 蜂蜜香蕉牛奶汁【緩解經期煩躁焦慮】

086 檸檬番茄蘋果汁【消除疲勞】
088 紅棗汁【益氣補血】
089 葡萄紅棗汁【緩解神經衰弱】
090 櫻桃冰沙【抗貧血】
090 蓮藕汁【預防產後出血】
092 海帶汁【預防乳腺增生】
094 玉米紅豆豆漿【補血・利尿・消水腫】

## 防癌

096 辣椒胡蘿蔔薑汁【排毒・增進食欲】
097 奇異果鳳梨蘋果汁【防癌・補充營養】
098 柳丁鳳梨汁【清理腸胃・防癌】
099 花椰菜高麗菜汁【防癌・補充營養】
101 哈密瓜牛奶汁【抗癌・增強免疫力】
101 蘿蔔冬瓜汁【防癌・清熱生津】
102 蘋果綠茶冰沙【防癌・美容養顏】
103 木瓜汁【抗癌】
104 青椒西芹油菜汁【潤腸・促進新陳代謝】
105 黃瓜西瓜冰沙【消暑解渴・防癌】

## 其他疾病

106 芒果汁【止吐・止咳】
107 胡蘿蔔柳丁冰沙【消除炎症・幫助細胞再生】
108 櫻桃汁【緩解痛風】
109 水梨胡蘿蔔汁【清熱去火】
111 南瓜豆漿【預防前列腺疾病】
112 葡萄冰沙【緩解低血糖】

113 榴槤牛奶汁【消炎・抗水腫】
114 蜂蜜香蕉汁【防止便祕・治療痔瘡】
116 健康小站 防癌蔬果的共同特點

## PART 4 巧喝蔬果飲品，瘦身又養顏

120 喝出苗條，飲出玉顏
121 瘦身養顏的蔬果飲品配方

### 瘦身

#### 排毒清體

122 荔枝蘋果汁【排毒減重・美容養顏】
123 覆盆子優酪乳【瘦身・排毒】
124 辣花椰菜胡蘿蔔汁【排毒・增強免疫力】
125 芥菜蘋果汁【排毒・預防便祕】
126 黃瓜汁【瘦身・排毒】

#### 消脂纖體

128 木瓜牛奶汁【健脾消食・瘦身】
129 太白菜汁【消脂・減重】
130 南瓜豆漿【消脂・降血糖】
133 蘋果鳳梨薑汁【消脂・瘦身】
133 苦瓜綠茶冰沙【減重・消脂】
134 山楂胡蘿蔔汁【減重・消脂】
135 燕麥蘋果豆漿【降低膽固醇】

#### 食療補體

136 西瓜菠菜汁【補充營養・瘦身】

137　芒果柚子汁【消脂・增強抵抗力】
138　高麗菜芹菜蘋果汁【瘦身・利水】
139　蘋果胡蘿蔔汁【瘦身・增強抵抗力】
140　番茄牛奶汁【幫助睡眠】

## 養顏

### 美白抗老

141　草莓香瓜汁【補水・補充營養】
142　香蕉雪梨菠菜汁【美白】
143　青椒白菜番茄汁【調節腸道和內分泌】
145　檸檬葡萄汁【美白】
145　鳳梨木瓜汁【美白・預防感冒】
146　櫻桃紅酒汁【美白・抗衰老】

### 滋潤淡斑

148　酪梨牛奶汁【美白淡斑・補充營養】
149　荔枝優酪乳【排毒・調理內分泌】
150　檸檬番茄汁【美白・抗氧化】
151　柿子桃汁【美白淡斑】
152　紅棗豆漿【紅潤氣色】

### 清除粉刺

153　苦瓜汁【調節內分泌・消暑解渴】
154　西瓜菠菜汁【排毒・滋潤肌膚】
156　胡蘿蔔芹菜汁【排毒・美膚】
158　健康小站　瘦身養顏，排毒是關鍵

PART 1

# 蔬果飲品中的健康密碼

在健康飲食金字塔中，蔬菜和水果占均衡飲食的第二層，每天應吃四百至五百公克和一百至兩百公克。蔬菜和水果常常相提並論，是因為它們有許多共通性。但蔬菜和水果畢竟是兩種食物，各有優勢和營養效用，不可互相替代。調整蔬菜和水果在日常飲食中的比例，是均衡飲食很重要的一環。而蔬果飲品中隱藏的健康密碼，大部分人都只是略知一二，現在我們就一起來揭開這層神祕的面紗！

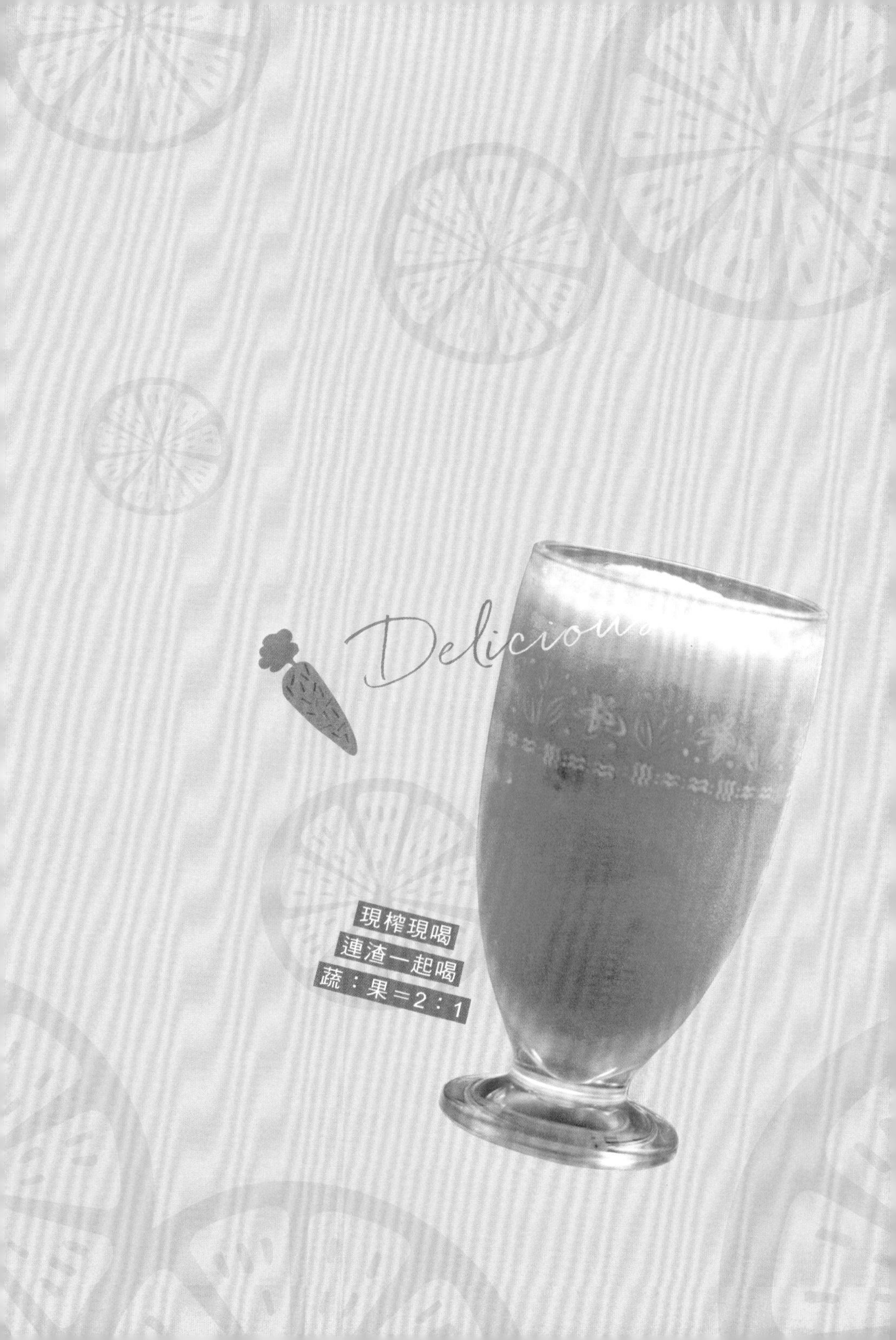
Delicious
現榨現喝
連渣一起喝
蔬：果＝2：1

# 神奇的蔬菜、水果及豆類

我們都知道，那些長在蔬果園裡的蔬菜、水果及豆類，紅綠黃橙紫，色彩斑斕，煞是好看。但是，你知道在那些五顏六色中所隱藏的價值嗎？

水果的神奇之處在於，不同的顏色，其營養價值也不同。比如，紫色的水果，藍莓和黑莓，富含花青素，可以抗老化；黃色的水果，檸檬和柚子，富含胡蘿蔔素，可以增強免疫力；紅色水果，西瓜和番茄，富含的茄紅素，能夠維護泌尿系統；白色的水果，水梨和白桃，富含硫化物，可以降低膽固醇。

而蔬菜的顏色，並非如一般所認知的千篇一律是綠色，而是綠色、黃色、白色、紅色、紫色、黑色都有。而蔬菜中維生素的含量，也是因顏色而有所差異。比如，韭菜比韭黃的胡蘿蔔素高出六十多倍；芹菜葉的胡蘿蔔素較其梗高出六倍；而綠色蔬菜如小白菜、茼蒿、油菜中富含維生素C、$B_1$、$B_2$，這些蔬菜對高血壓及失眠者具有鎮靜作用；紅色蔬菜如番茄、紅辣椒中含有豐富的β胡蘿蔔素，而β胡蘿蔔素與紅色蔬果中其他的紅色素混合，能夠增加體內抗體的活性，對心臟和小腸都有益處；黑色蔬菜如黑木耳中含有的「多醣體」是一種抗癌物質，具有預防高血壓、高血脂、冠心病等作用。

豆類也因其顏色的不同，對人體各有益處。紅豆清熱解毒、利尿消腫；綠豆富含維生素A、B、C，可以降血壓、消炎、解疲勞；黃豆富含蛋白質、脂肪、卵磷脂等，營養價值比牛奶還高；黑豆可以補腎、明目，還能防止黑斑產生；豌豆裡的β胡蘿蔔素具有潤膚等效果。

顏色賦予了蔬果及豆類神奇的價值，當我們瞭解這些神祕的特點之後，那麼蔬果及豆類對我們來說，就像被標註了藥用標籤一般，可以根據自身狀況來選擇適合的搭配。經過合理選擇所搭配出來的蔬果飲品，一定會給予你意想不到的效果和作用。今天起，用心觀察一下蔬果及豆類的顏色吧！

*蔬果飲品*

# 營養素解析

眾所周知，蔬果中含有豐富的維生素、礦物質和膳食纖維，但是，這些物質在人體這具機器的運轉中又具有什麼作用呢？

## 維生素A

維生素A是人體必需的維生素之一，有維護皮膚細胞功能的作用，可使皮膚柔軟細嫩、防皺去皺。當人體缺乏維生素A時，會影響視力，導致夜盲症，降低皮膚的抵抗力，對於幼童的視力影響更大。日常生活中適量攝取蔬果，就能獲得充足的維生素A。富含維生素A的食物很多，如胡蘿蔔、地瓜、綠色蔬菜、栗子、番茄等，可變換方式適量搭配食用。

## 維生素$B_1$

維生素$B_1$又被稱為抗神經炎素，這是因為維生素$B_1$有益於神經組織和精神保持良好狀態。缺乏維生素$B_1$會引起多種神經炎症，最常見的症狀就是「腳氣病」。白菜和芹菜等，都富含維生素$B_1$。

### 維生素$B_2$

維生素$B_2$的主要任務便是參與細胞的生長代謝，是人體組織代謝和修復的必需營養素。輕微缺乏維生素$B_2$不會引起任何嚴重疾病，如果嚴重缺乏，則會引起一些如口角炎、舌炎、鼻和臉部的脂漏性皮膚炎等常見的病症。富含維生素$B_2$的蔬果有菠菜、香菇、紫菜、茄子、橘子、柳橙等，多吃這些蔬果就會預防維生素$B_2$的缺乏。

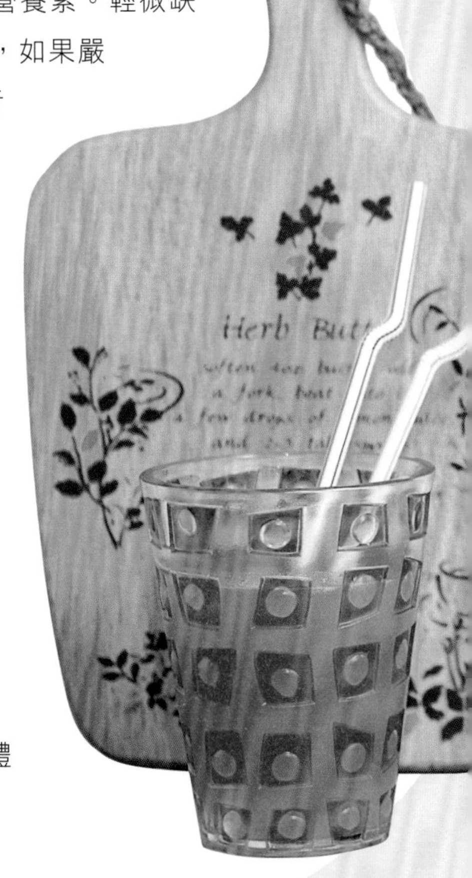


### 維生素C

維生素Ｃ是我們最熟悉的維生素，它的功效有很多，可以治療壞血病、預防牙齦萎縮和出血、動脈硬化、提高人體免疫力、防癌及作為抗氧化劑。各種年齡層及領域的人都應攝取足量的維生素Ｃ。當人體

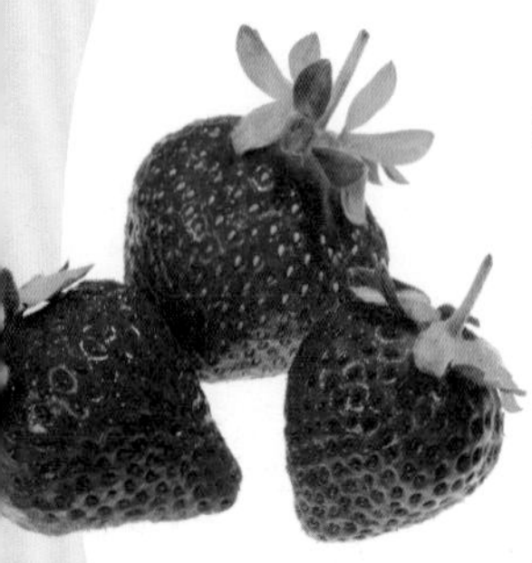

缺乏維生素C時，會出現嗜睡、疲乏、易受感染等病症，嚴重者還會導致牙齦出血、傷口癒合延緩等。雖然含維生素C的保健食品在藥店的架子上經常可見，但其實大部分的蔬果中都富含維生素C，只要飲食均衡，就能夠攝取到可供人體正常運轉的足量維生素C。富含維生素C的蔬果從大到小都有，如櫻桃、芭樂、紅椒、黃椒、柿子、青花菜、草莓、橘子、芥藍、花椰菜、奇異果等。

## 維生素K

人體對於維生素K的需求量非常少，但它卻是維護血液功能正常凝固、減少生理期大量出血、防止內出血及痔瘡的必需營養素。經常流鼻血的人，應該多從天然食物中攝取維生素K。缺乏維生素K的症狀是續發性出血，如傷口出血。富含維生素K的一般多為綠色蔬菜，如海藻、菠菜、紫苜蓿、香菜、高麗菜等。

## 鐵

鐵是製造血紅素的必要成分，而血紅素的主要功能是輸送氧氣到人體各組織中。鐵也是人體造血的主要原料，缺鐵對於孩子智商的發育具有不可逆轉的影響，對於成年人則會引起缺鐵性貧血、免疫功能下降和新陳代謝異常。富含鐵的蔬果有葡萄、桃子、櫻桃等。

### 鈣和磷

一般人都瞭解，無論幼童或老年人，只要缺鈣都會影響骨骼和牙齒健康。而磷也是骨骼和牙齒的主要成分。因此，確保攝取足量人體所需的鈣、磷，並且維持鈣和磷的平衡，十分重要。富含鈣和磷的食物有黃豆等穀物，小白菜、芹菜、油菜、茴香等蔬菜。

### 鎂

鎂是體內酶系統的活化劑，可調節並抑制肌肉收縮及神經衝動，同時也是骨骼和牙齒的重要成分。缺乏鎂會導致心律不整、心悸、低血糖、肌肉震顫及絞痛等。鎂廣泛分布於各種食物中，富含鎂的蔬果有香蕉及綠色蔬菜等。

### 纖維素

纖維素能有效防止便祕、幫助排泄，預防大腸癌、糖尿病等，還能促進新陳代謝，具排毒作用。富含纖維素的食物有稻米、小米、玉米等穀類，黃豆、紅豆、綠豆等豆類，青江菜、油菜、菠菜等蔬菜，蘋果、梨、西瓜等果類。將蔬果一起榨汁一定要連同殘渣一起食用，才會吃到纖維素。

### 果膠

果膠是植物中一種酸性多醣物質，對保護皮膚、美容養顏有一定作用，水果中所含的果膠還具有膳食纖維的好處。大部分水果都富含果膠，如蘋果、梨、紅棗、山楂、柿子等。

除了以上述所列的營養素之外，還有一些微量元素，如桃子裡面所含的銅，缺銅的主要症狀是失眠；番茄裡面所含的硒，它具有高抗氧化性，能抗癌、防老化和皺紋。相對於藥店裡的維生素保健食品來說，蔬果更加天然、可信，也更價廉、實用。瞭解這些概念之後，就會知道每種蔬果都是寶。

## 健康
# 蔬果飲品的力量

我們已經瞭解蔬果的神奇之處，以下繼續探索一下蔬果所帶來的神奇力量！

現在，假設我們是一位漂亮的上班族女性，每天久坐辦公室，面對繁重的工作和工作壓力。我們的腸胃道功能日漸衰弱、抵抗力逐漸低下，感冒總是不經意就來敲門。小腹上有贅肉，像不同型號的游泳圈，偏偏又抗拒不了美食的誘惑。

現在，就讓我們從陽光穿過窗簾縫隙的這一刻起，開始全新的一天吧！起床之後，首先榨一杯菠菜芒果汁，再來一片全麥麵包，如此健康的早餐將是一天的美好開端。

菠菜的胡蘿蔔素含量很高，也富含維生素$B_2$、維生素C、維生素PP【註】、鐵和鈣等。芒果含有水果中少見的豐富維生素Ａ，其次是維生素Ｃ。菠菜的缺點是容易影響鈣質的吸收，不宜與其他富含鈣的物質同食。在清晨榨一杯菠菜芒果汁，既可以當作早餐，又可以補充多種維生素和礦物質。久而久之，便可增強抵抗力，使腸胃道暢通，瘦身養顏。

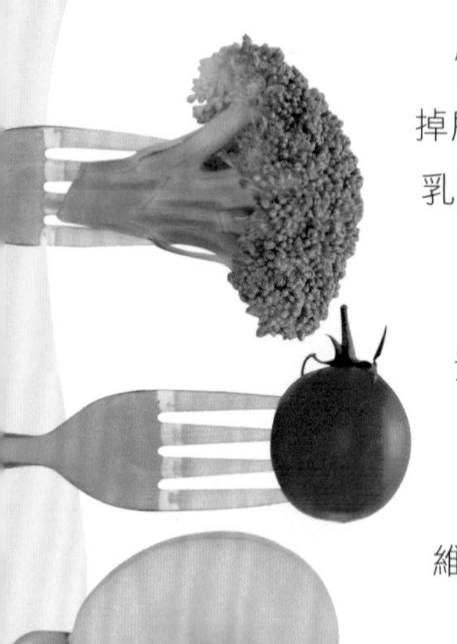

忙碌了一天、回到家之後，甩掉高跟鞋，丟掉所有的疲憊，再為自己榨上一杯木瓜山藥優酪乳汁。

木瓜中除了豐富的醣分之外，還含有維生素A、維生素B群、維生素C及鐵、鈣、有機酸、纖維素等營養成分，這些都是天然的抗氧化劑，能有效預防感冒，而豐富的木瓜酵素和維生素A還能刺激女性荷爾蒙分泌，有助豐胸。

山藥是高營養的滋補品，含有大量澱粉及蛋白質、維生素B群、維生素C、維生素E等，能滋陰補陽、加強新陳代謝、預防心血管脂肪堆積，並有助於胃腸的消化吸收。

最神奇的是，對女性來說，木瓜山藥優酪乳汁還是天然的纖體美食，食用後的飽足感會抑制進食的欲望。手捧著這樣一杯營養蔬果飲品，在沙發上觀賞電視劇，既能享受美食，又能完全放鬆身心。

除了以上兩種蔬果飲品，早上來杯豆類榨成的蔬果飲品，也可以讓女性一天元氣滿滿。黃豆榨成的豆漿，除了含有豐富的植物性蛋白和胺基酸之外，其大豆異黃酮和卵磷脂等成分近似雌激素，有助於女性維持肌膚彈性和骨骼健康。其他豆類，如紅豆、綠豆、黑豆等，除了纖維質豐富、能促進排便之外，有的補血、有的利尿，能讓女性氣色紅潤、體態輕盈。

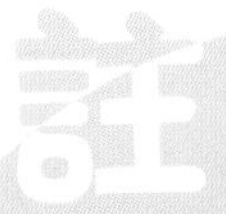

- 維生素PP又名菸酸，具有較強的擴張周圍血管作用，臨床上用於治療頭痛、偏頭痛、耳鳴、內耳眩暈症等。
- 維生素PP特殊功效有：促進消化系統的健康、減輕腸胃障礙；使皮膚更加健康；預防和紓解嚴重的偏頭痛；減輕腹瀉現象；治療口腔、嘴脣發炎，防止口臭等。
- 缺乏維生素PP可能會導致低血糖、十二指腸潰瘍、血液異常症狀、癩皮病等 。

## 巧妙鎖住
# 蔬果飲品的營養

蔬果是膳食纖維的主要來源，根據行政院衛生署國民健康局公布每人每天建議的膳食纖維攝取量，若以食入的蔬果數量來計算，建議一天至少吃五份、每份一百公克重量的蔬果，以三份青菜，兩份水果才是足夠蔬果的攝取量。 但每一種蔬果所含的膳食纖維比例不同，建議多元攝取之外，除直接食用的方式，喝蔬果汁也是一種補充方式。

很多蔬果經過榨汁後會造成部分的養分流失。這是因為蔬菜和水果的細胞，有著複雜的超微細結構。如維生素C在碰到各種氧化酶時，就會互相作用，從而破壞維生素C的結構。還有，榨汁時，榨汁機中高速旋轉的刀片難免會把部分細胞破壞，再與多種氧化酶作用，自然會流失部分養分。另外，類黃酮、花青素等抗氧化成分，在榨汁過程中也會有不同程度的損失。至於不溶性纖維及不溶性元素如鈣等，則會被留在果渣中。

那麼，如何才能巧妙的鎖住蔬果飲品的營養呢？ 據營養學會建議蔬果汁的蔬菜與水果比例應為二：一，並且也應使用多樣化蔬果，因為若水果比例過多，會同時食入過高的熱量與糖分，所以蔬果汁應該以蔬菜為主，並且打果汁後不要過濾，剩餘的殘渣也要一併食入，才能吃到膳食纖維。有報導稱，蔬果在榨汁前先進行熱燙處理，會有助於營養的保存。如綠色蔬菜類，可以在滾沸的開水中稍微氽燙一下，時間以二十至三十秒為宜。氽燙的時間如果過長，會使菜葉內的營養素流失。經過氽燙處理的蔬菜其氧化酶就會消除，使組織變得柔軟。

把經過處理的蔬果再拿來榨汁，不僅能減少維生素的流失，出汁率也會提高，而榨出來的蔬果飲品顏色鮮豔，不容易因氧化而變色。

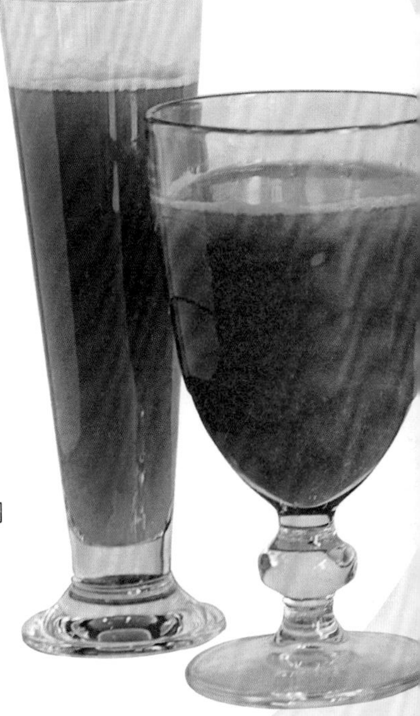

另外，要留住蔬果飲品中的營養，最好的辦法就是現榨現喝，不要長時間存放。因為蔬果一經榨汁，組織受到破壞，裡面的維生素和抗氧化成分等幾乎每時每刻都在流失。如果榨好的蔬果飲品不能即時飲用，要立刻密封並放入冰箱中，但時間最好也不要超過一天。

## 如何選擇

# 蔬果飲品製作食材

蔬菜和水果是人類獲得營養的主要來源，其所含的營養素會因時、因地及品種的不同而有所差異。但銷售蔬菜、水果的攤販可不會貼出藥用價值及有效期限等標籤，因此，在選擇蔬果飲品的食材時，就要擦亮眼睛，根據自身的情況、營養需求及口味，仔細的觀察、挑選。

首先是蔬果顏色的選擇。不同顏色的蔬果，含有不同的營養素，其效用當然也就不同。比如綠色蔬菜，菠菜、小白菜、芹菜、大黃瓜、小黃瓜等，含有豐富的纖維素和維生素，腸胃不好的人，要多吃綠色蔬菜來清理腸道、潤腸通便。又比如紅色水果，番茄、紅棗、紅蘋果、草莓、山楂等，內含胡蘿蔔素和大量的抗氧化劑，能夠降低癌症和其他疾病的發病率，夏季多食用這些水果，有助於增強抵抗力。

其次是蔬果季節性的選擇。在農業改良技術高度發達的今天，冬天時也可以買到夏天的水果，但是這些非當季的水果，並不是我們最好的選擇，不但價錢高，而且其中也許含有大量的催熟劑。最好的選擇是當季的時令蔬果。

再其次是蔬果的新鮮程度。蔬果中的主要營養素為維生素C及其他各種維生素，當蔬果新鮮時，其維生素含量最為豐富，隨著放置時間的加長，其維生素的流失也越多。因此，購買蔬果時，要憑經驗從外觀上觀察，選出最新鮮的。而且盡量現買現吃，不要存放太多、太久。

對於豆類的選購，首選當然是有機的，尤其黃豆，要排除基因改造的黃豆。外觀上要挑選果實飽滿、完整的，有蟲蛀洞的代表已經不新鮮。也要以鼻子嗅聞一下，如果已有霉味，吃進肚裡不但無益，反而有害。

製作蔬果飲品前要對蔬果進行簡單的處理，此目的在於盡量減少蔬果中營養素的流失。首先是用正確方法來貯藏蔬果，以確保新鮮。青菜類吃不完的，可以將根部浸入水中，第二天食用仍是新鮮的；瓜果類最好放在冰箱冷藏，使其不易失去水分或腐敗變質。

其次是蔬果的清洗。一般蔬果多多少少會有農藥的殘留，而且大多是在蔬果的表面，應該用流動的清水反覆清洗。清洗葉菜類時，應把葉片張開，然後一片片剝下來，先用清水沖掉泥沙，浸泡一下，再經過多次的清洗；有外皮的水果和蔬菜，最好削去外皮。再者就是設法鎖住蔬果內的營養素，至於方法，就如前文「巧妙鎖住蔬果飲品的營養」所述。

# PART 2
# 新鮮蔬果飲品，強健你的體質

各個年齡層的人，無論是正在發育成長的兒童和青少年、面臨繁重生活和工作壓力的中年人，還是身體步入不斷維修階段的老年人，蔬果對我們來說，不僅僅是每日餐桌上的必要食物，也是強身健體的「良藥」。

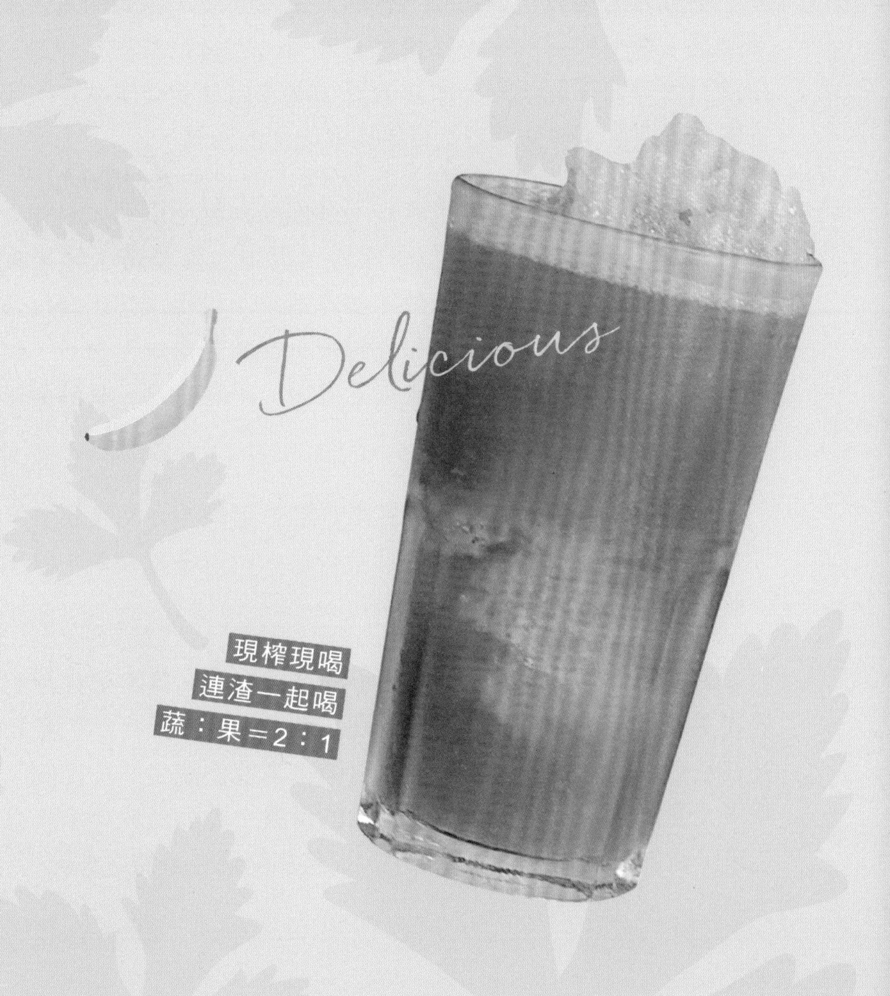
Delicious
現榨現喝
連渣一起喝
蔬：果＝2：1

# 攝取蔬果、堅果及豆類營養，增強體力

每個人的體質都不相同，有的人生來強壯，也有的人生來體質虛弱。體質較弱的人必然會深有感慨，因為每當秋冬時節，每場流行性感冒都躲不過，所以要更加關注自身的健康狀況，不僅需要透過運動來增強體力，更要攝取均衡的營養。

蔬果中所含豐富的維生素C，是提高人體免疫力的最佳天然營養素。多吃蔬果，可以預防感冒，促進血液循環。罹患感冒時，除了多喝水、多休息之外，多吃蔬果，也可以使感冒很快好起來。對於女性來說，堅果和豆類裡所含的豐富維生素E，也能提高免疫力，更可以提高雌激素的濃度，美容養顏、緩解更年期症候群。

除此之外，蔬果中含有維生素B群、葉酸、β胡蘿蔔素等其他維生素，也都對提高免疫力直接有益。所以多吃蔬果，除了能強健脾胃等消化系統，還能防癌。

當我們喝醉酒、導致胃腸不舒服或頭痛時，通常最先想到的是用藥物來解決，而同樣方便的蔬果飲品這種「天然綠色藥物」卻往往被忽略。其實，藥療不如食補，當我們飲食是均衡的，食用了足量的蔬果，就能攝取到足夠的營養，進而使免疫系統強壯起來，成為一堵厚實的「高牆」，把疾病阻隔在身體之外。

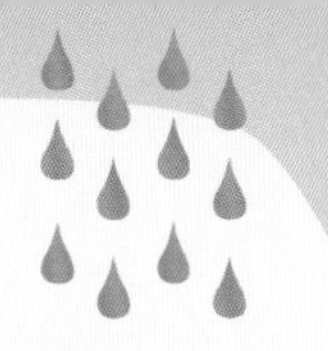

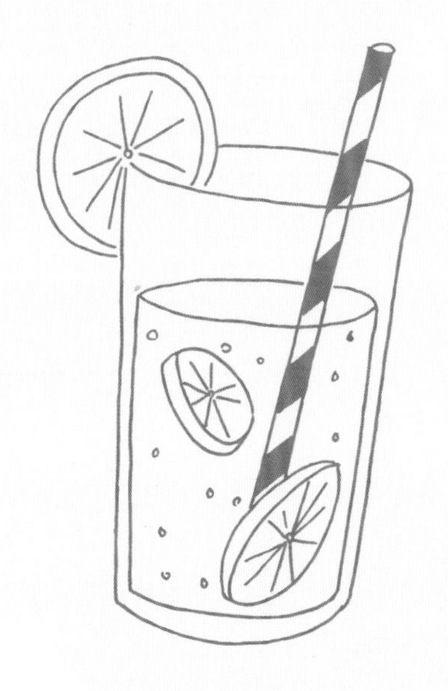

# 不同體質的
# 蔬果飲品配方

有的人體質虛寒，有的人體質燥熱，

不同的體質造成身體不同的反應，

運用蔬果汁的營養調理體質，

是最健康、方便、快速的養生之道。

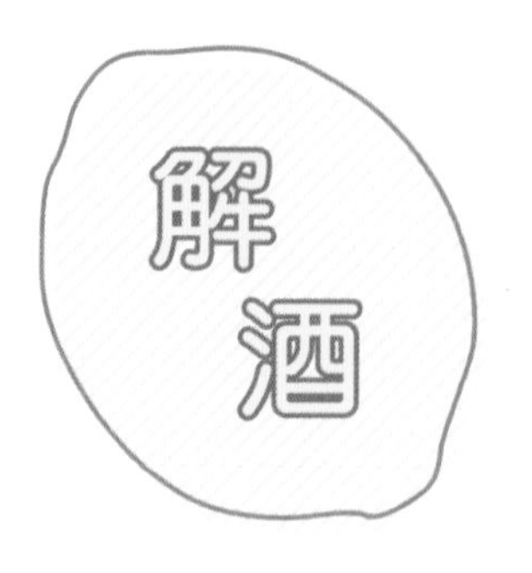


酒文化是社交禮儀不可或缺的一項內容。公司聚會、年節家人團聚、朋友約會、客戶應酬，都少不了酒的助興。但是，酒醉對身體的危害絕對不容忽視，特別是對肝臟的傷害。每個人的體質不同，有人海量、千杯不醉；有人喝不了幾口胃裡就翻江倒海。有鑑於此，以下介紹幾道能有效解酒的蔬果飲品。

# 蜂蜜橄欖汁

**緩解酒後頭痛煩渴**

橄欖的味道十分酸，很少有人單獨食用，但它可是醒酒、清胃熱、促進食欲、清肺的一劑「良藥」，就如《開寶本草》所記載的：「橄欖，生食煮飲並消酒毒。」
蜂蜜中含有一種大多數水果中所沒有的果糖，這種果糖能夠促進酒精的分解和吸收，緩解酒後頭痛，達到解酒的目的。

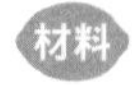


有機橄欖2顆、蜂蜜2大匙

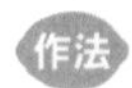


1. 橄欖去核，放入榨汁機。
2. 加入蜂蜜及80毫升開水一起榨汁。

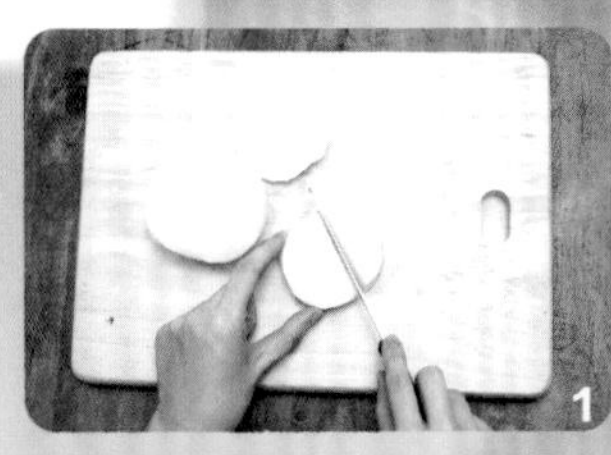
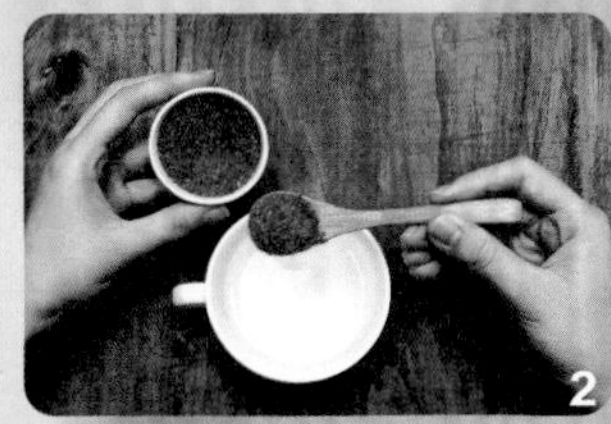
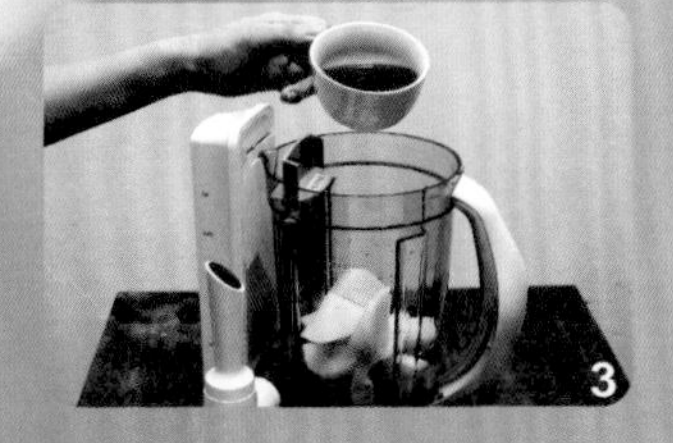

# 紅糖蘿蔔汁

## 解酒毒

飲酒過後，迅速飲用蘿蔔汁，可有效緩解酒精中毒現象，保護肝臟和腎臟。蘿蔔中大量水分和維生素，能夠補充因為嘔吐所造成的維生素和水分流失，達到快速解酒的效果。適量的紅糖，可以補充體內血糖，同時降低體內酒精的含量。

**材料**

有機白蘿蔔200公克、
紅糖2小匙

**作法**

1. 白蘿蔔洗淨、去皮、切塊【圖1】；紅糖加入250毫升溫開水溶解【圖2】，備用。
2. 將白蘿蔔放入榨汁機，加入紅糖汁，一起榨汁。【圖3】

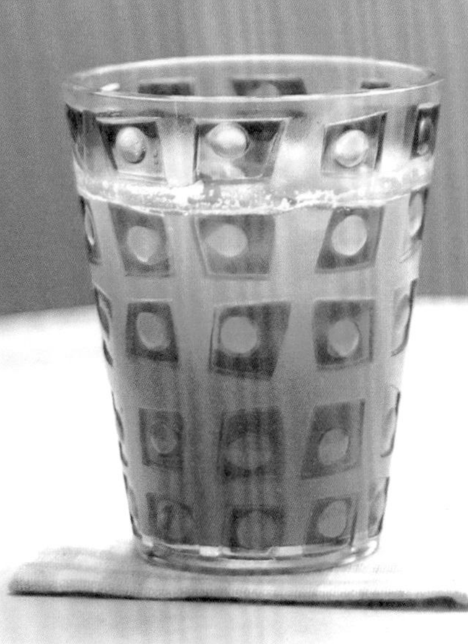

**POINT**

切忌空腹飲酒，飲酒之前應先吃到七分飽，這樣能夠減少酒精對腸胃的直接刺激。喝完酒後，來一杯紅糖蘿蔔汁，即可緩解酒醉症狀並解酒毒。但是，如果酒精中毒症狀嚴重，應立即就醫。

# 芹菜蘋果汁

## 緩解酒後胃腸不適

芹菜中富含維生素B群，能分解酒精，對酒後胃腸不適有良好的緩解作用，還能改善臉部潮紅、頭痛腦脹的症狀。

蘋果性涼味甘，富含碳水化合物、果膠和果糖，具有生津、止咳、健脾胃的作用，對消化不良、煩渴等症狀都有所改善，亦有開胃、醒酒的功效。

**材料**

芹菜150公克、有機蘋果100公克

**作法**

1. 芹菜洗淨、切段；蘋果洗淨、去皮、去核，備用。
2. 芹菜與蘋果分別放入榨汁機，各加入150毫升開水榨汁。
3. 芹菜汁與蘋果汁間隔5至10分鐘飲用。

**POINT**

芹菜有降血壓作用，血壓偏低的人不適用。

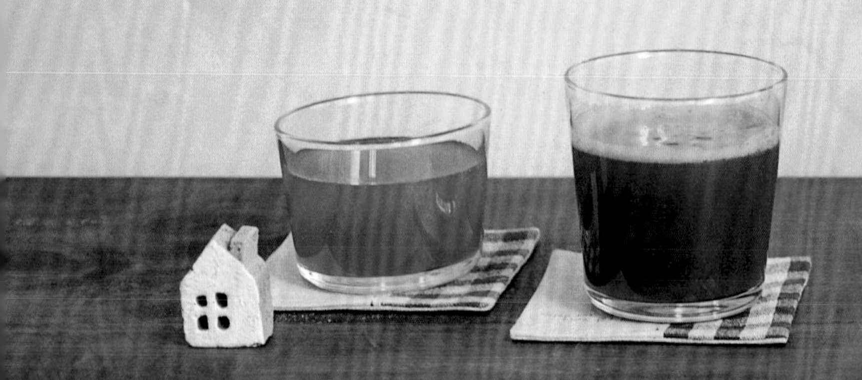

# 香蕉優酪乳

**緩解酒後神經緊張**

香蕉中含有的胺基酸，具有鎮靜作用，可緩解酒後神經緊張，保護神經系統。

優酪乳中鈣的含量十分豐富，對緩解酒後煩躁症狀尤其有效。優酪乳還能夠保護胃黏膜，延緩酒精的吸收。

**材料**

香蕉150公克、優酪乳200毫升

**作法**

**1.** 香蕉去皮、切段。

**2.** 香蕉與優酪乳一起放入榨汁機榨汁。

**POINT**

平時胃腸虛弱的人不要以此法解酒，容易導致腹瀉。

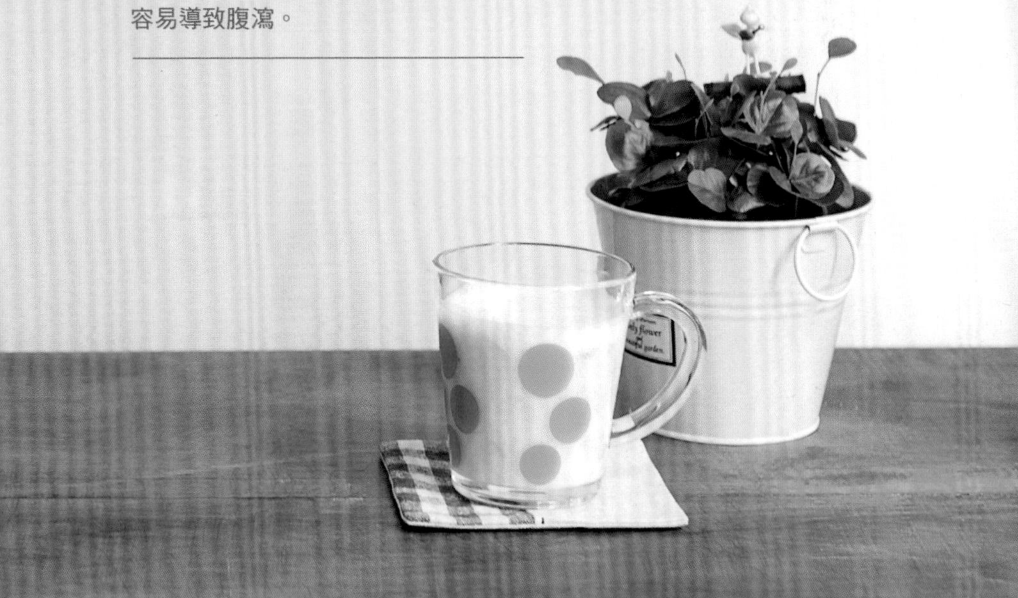

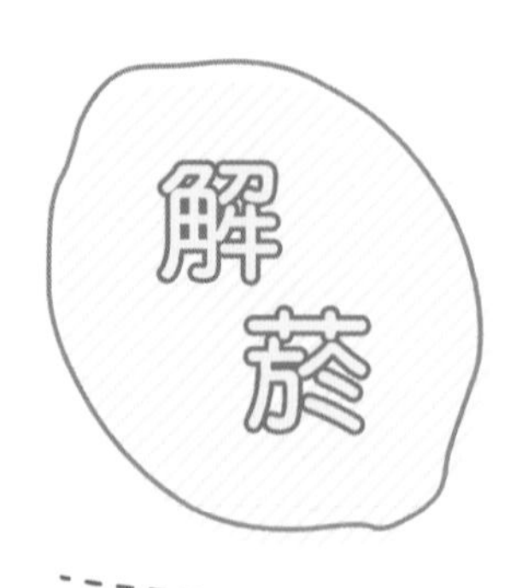


很多人明明知道吸菸有害健康，即使家人一再告誡，卻還是戒不掉。針對此情況，不妨在飲食方面作調整，盡我們所能的照顧家人和自己的健康。吸菸者體內的維生素會因為吸菸而大量消耗，活性也會大大降低，因此要多多補充富含維生素的食物。

# 檸檬胡蘿蔔汁

## 保護氣管・預防感冒

胡蘿蔔中富含維生素A、維生素$B_1$、維生素$B_2$及胡蘿蔔素，使胡蘿蔔有「小人參」的稱號。胡蘿蔔味甘性平，有健脾和胃、清肝明目、清熱解毒、降糖降脂的作用，同時又能增強免疫力。對於吸菸者來說，天然的胡蘿蔔素能維持呼吸道黏膜組織的完整性，保護氣管、支氣管和肺部。

檸檬富含檸檬酸和維生素C。吸菸者體內對維生素C的需求量是正常人的兩倍，檸檬的維生素C就如同一個小金庫，對於吸菸者來說是最好的選擇。常飲檸檬汁，不但能補充維生素C，還可抗菌，提高免疫力，預防感冒。

材料

有機胡蘿蔔半根、檸檬1顆

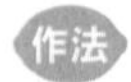


1. 胡蘿蔔洗淨、去皮、切塊；檸檬洗淨、去皮和籽、留果肉，備用。
2. 胡蘿蔔與檸檬肉一起放入榨汁機，加入150毫升開水榨汁。
3. 可根據個人口味，酌量加少許糖或蜂蜜。

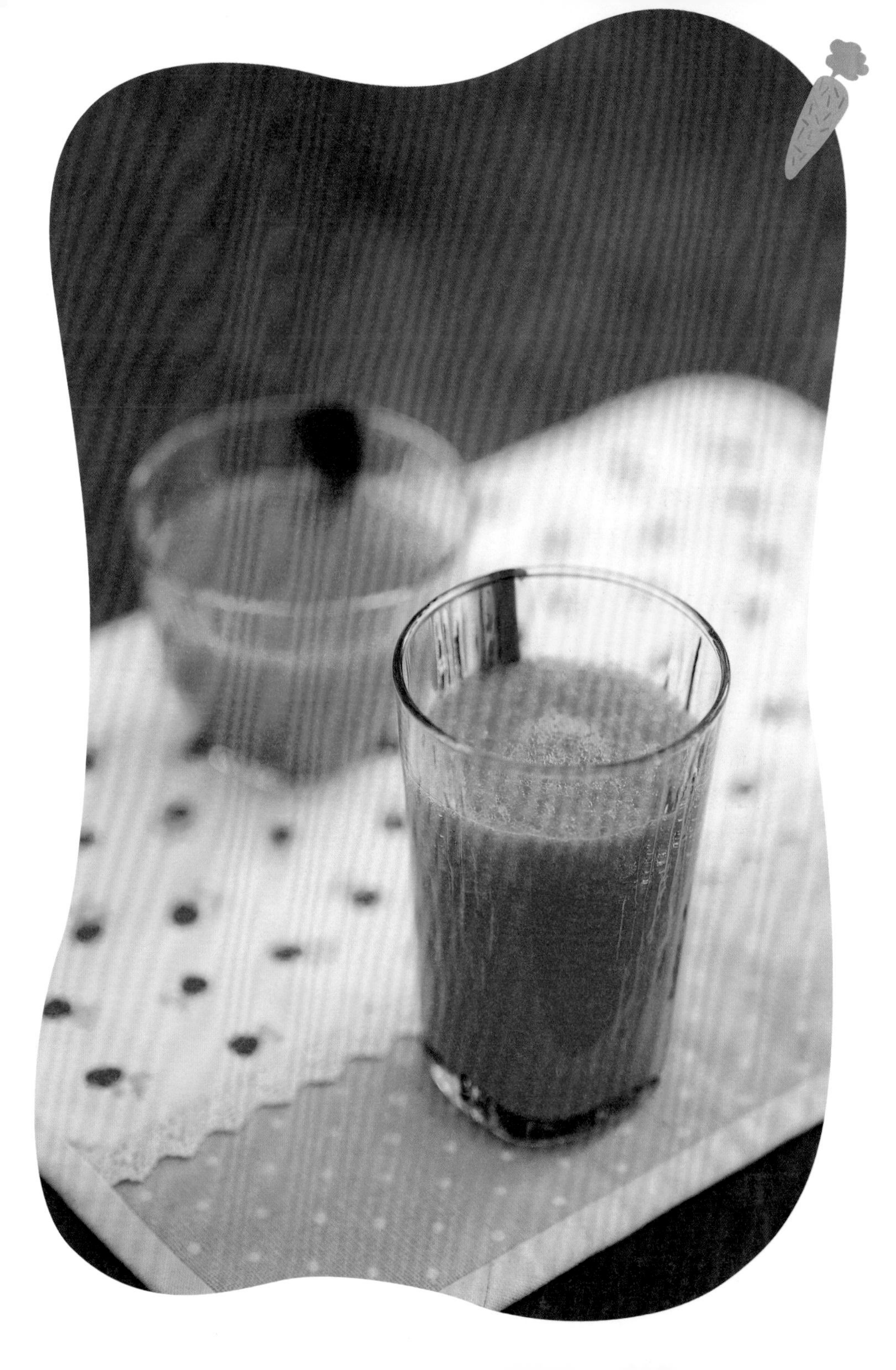

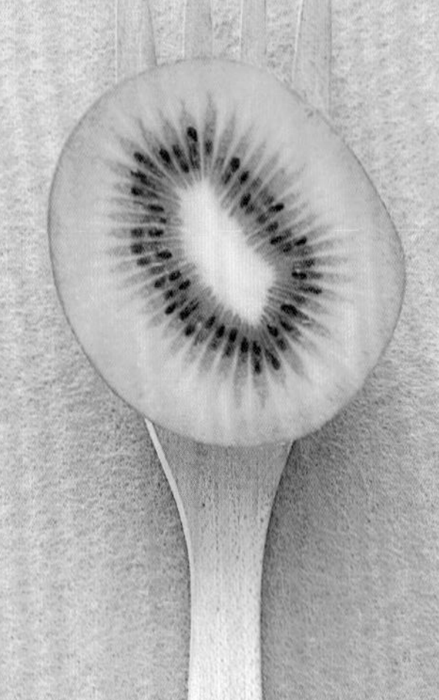

# 奇異果杏桃冰沙

## 增強排毒

奇異果富含各種維生素、鉀、鎂、纖維素、葉酸和胡蘿蔔素，以及肌醇和胺基酸，能強化免疫系統，緩解牙齦腫脹和出血的症狀。奇異果中維生素C的含量十分豐富，對於吸菸者來說十分必要。吸菸者飲用這道飲品，能夠在強化免疫系統和消化系統的同時，進行體內的排毒。

杏桃是營養價值很高的水果，具有清熱解毒、止痰化咳的功效。但是由於杏桃的果肉所含汁液較少，因此與奇異果一起榨汁效果極佳。

**材料**

有機奇異果1個、杏桃4個

**作法**

1. 奇異果洗淨、去皮、取肉；杏桃洗淨、去果核，備用。
2. 奇異果與杏桃肉一起放入榨汁機中，加入80毫升開水及半杯冰塊榨汁。

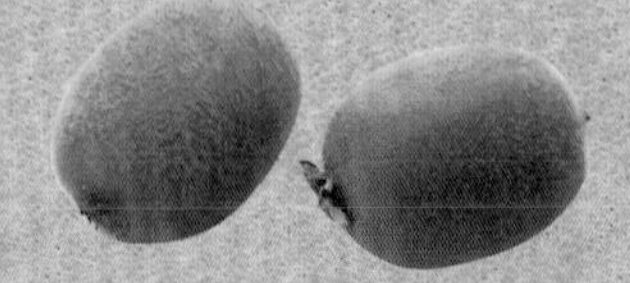

# 蜂蜜梨子汁

## 改善呼吸和肺功能

梨子素有「白果之宗」之稱，味甘酸而平，性寒，有生津止渴、益脾潤肺的功效，對呼吸系統和肺部都有益處，因此，吸菸者可多吃梨來改善呼吸系統和肺功能。要緩解吸菸後口舌乾燥和咳嗽等症狀，這道飲品是最佳選擇。

蜂蜜有清熱潤燥和排肺毒的功效，能保護肝臟，對口腔也具有殺菌作用。

**材料**

有機水梨200公克、蜂蜜1大匙

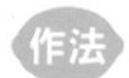


1. 水梨洗淨、去皮和核、切塊，備用。
2. 水梨放入榨汁機，加入蜂蜜及250毫升開水一起榨汁。

**POINT**

因梨性寒涼，脾胃虛弱者，不宜食用生梨。

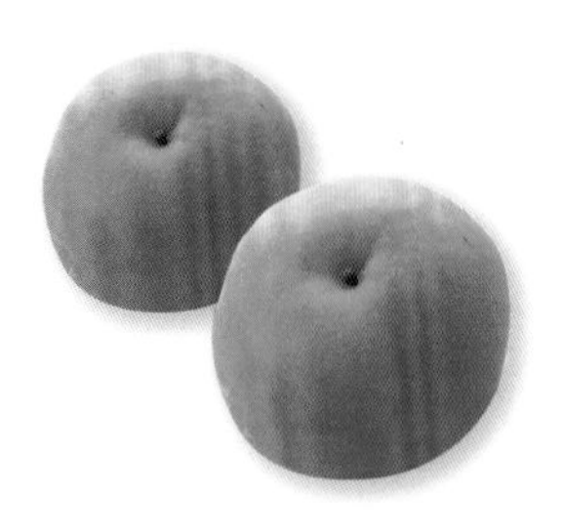

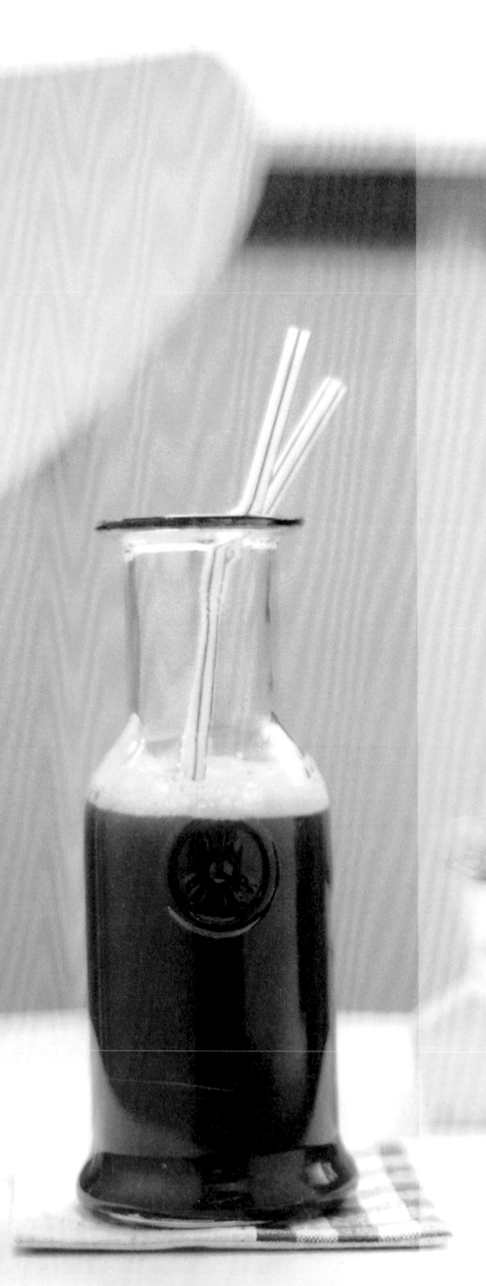

# 菠菜汁

## 提高免疫力・清潔腸道

菠菜中含有豐富的β胡蘿蔔素，屬鹼性食物，對於吸菸者極有好處，能有效抑制菸癮，輔助戒菸，減少吸菸量。而其所含的維生素A、B、C等可以補充因吸菸而流失的維生素，尤其是維生素$B_2$，具有清潔血液和腸道的功能，可提高身體免疫力。菠菜中還含有微量元素，能夠促進人體的新陳代謝，讓吸菸者體內的毒素加快排出體外，產生淨化的作用。

**材料**

有機菠菜400公克

**作法**

1. 菠菜洗淨，去尾部切段，放入滾水鍋中汆燙30秒（時間不宜過長），撈出，備用。
2. 取出菠菜放入榨汁機中，加入450毫升開水榨汁。

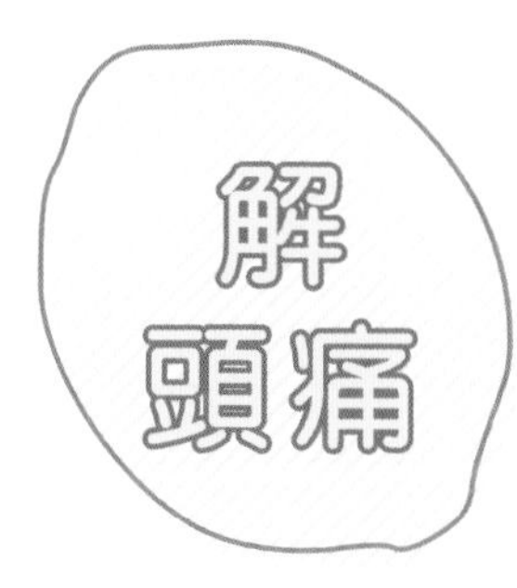


頭痛是臨床上常見的症狀之一，可由多種原因引發。時常頭痛的人，應該先到醫院確診是何種病症所引起的。若是由飲食和生活習慣不良所引起，如吸菸、喝酒、只吃肉類不吃青菜、食鹽過量等，飲食方面應著重清淡，多吃有助去風寒、風熱、風濕的食物。

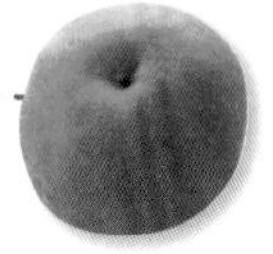

## 梨子蓮藕汁 緩解頭痛・生津潤燥

梨富含維生素自然不用再多說，百分之八十五的水分，再加上果糖、葡萄糖、蔗糖的成分，使得梨的口味清新又甘甜。梨有生津、潤燥、清熱、化痰等功效。

蓮藕性寒，有清熱涼血、健脾開胃、止血散瘀、益血生肌等功效，營養價值極高。四大名著之一《三國演義》中寫到，曹操頭痛時，郎中用蓮藕給他食用，他很快便精力充沛，頭痛也消失了。可見，蓮藕不僅可作為美食佳肴，還可成為藥方。這道飲品味道十分爽口，能有效緩解頭痛。

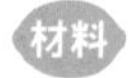


有機生梨300公克、蓮藕200公克

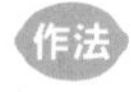


1. 生梨洗淨、去皮和核、切塊；蓮藕洗淨、去皮、切片，備用。
2. 生梨與蓮藕一起放入榨汁機中，加入600毫升開水後榨汁。

**POINT**

梨和蓮藕皆為涼性食物，有疏風散邪功效，但體質寒、胃寒的人應忌食。

# 芹菜香蕉冰沙

降血壓・保護神經系統

芹菜性涼味甘，藥用價值很高，有利水消腫、健胃平肝的功效，對高血壓和神經衰弱也具有治療作用。尤其是芹菜葉和芹菜根，營養成分非常高。因此，神經衰弱型頭痛患者，不妨多食用芹菜。
香蕉中含鎂和鉀十分豐富，其含有胺基酸，能鎮靜神經系統，因此可以緩解頭痛時候的煩躁不安。

**材料**

有機芹菜100公克、香蕉1根

**作法**

1. 芹菜洗淨、切段；香蕉去皮、切段，備用。
2. 芹菜與香蕉一起放入榨汁機中，加入150毫升開水及半杯冰塊榨汁。

**POINT**

芹菜和香蕉都有不同程度的降血壓作用，因此這道飲品不適用於低血壓的人。

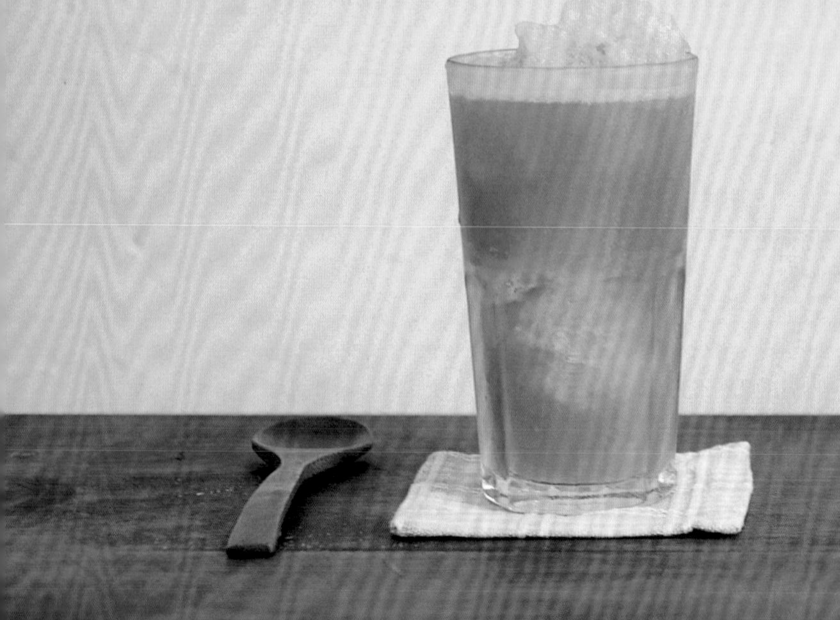

# 山藥蘋果優酪乳

**提神醒腦**

山藥既是一味滋陰補脾的中藥，也是餐桌上一道難得的美味，是一種能進補的「食物藥」。山藥具有健脾益胃、滋腎益肺的功效，對頭痛也具有緩解和治療作用。

蘋果中含有的維生素、礦物質和醣類，是構成大腦的必需營養成分，其中所含的維生素C還能夠保護心血管。有研究稱，蘋果的芳香味道，可以緩解高壓和緊張的情緒，有提神醒腦的作用。

**材料**

山藥15公克、有機蘋果400公克、優酪乳200毫升

**作法**

1. 山藥洗淨、去皮、切片，放入電鍋蒸熟，備用。
2. 蘋果洗淨、去皮、去核，備用。
3. 山藥與蘋果放入榨汁機，加入優酪乳一起榨汁。

**POINT**

山藥和蘋果都是極富營養的食物，但山藥有燥結作用，因此便祕的人不宜食用。

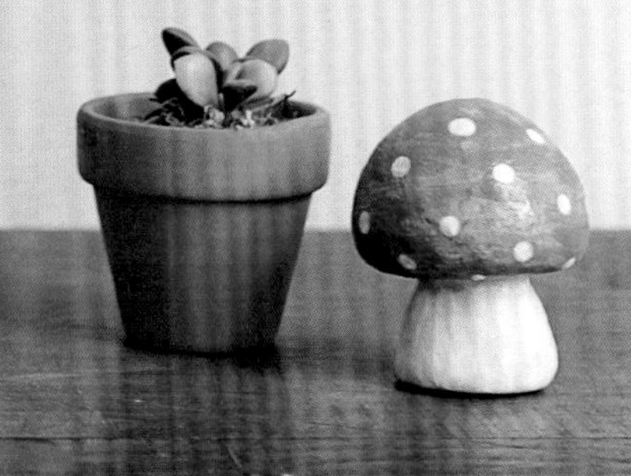

# 地瓜蘿蔔韭菜汁

## 緩解頭痛

地瓜營養價值很高，富含澱粉、膳食纖維、胡蘿蔔素、多種維生素和十餘種微量元素，具有補中和血、益氣生津、寬腸胃、通便祕的功效。

胡蘿蔔可增強免疫力，同時能夠預防癌變、間接消滅癌細胞，並有降糖降脂、降壓強心的作用，高血壓和冠心病患者應多多食用。

韭菜富含維生素Ａ、食物纖維及鐵、鎂、磷等礦物質，有降血壓、降血脂、降血糖的作用。

這道飲品是一道強效抗氧化的蔬果飲品，不但有助於緩解頭痛，而且有益於全身的健康。

材料

有機地瓜250公克、韭菜1株、胡蘿蔔2根

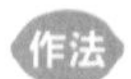


1. 地瓜洗淨、去皮，放入電鍋蒸熟；韭菜洗淨、切段，放入滾水汆燙；胡蘿蔔洗淨、去皮、切塊，備用。
2. 三者一起放入榨汁機，加入500毫升開水榨汁。

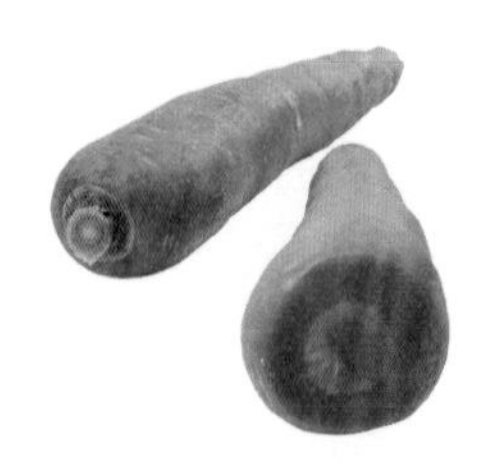

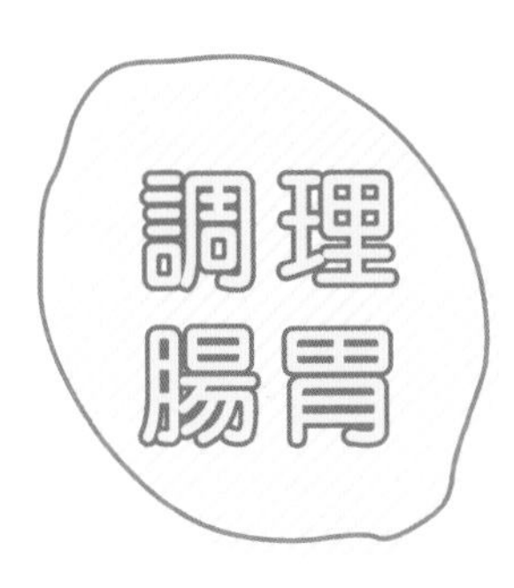


腸胃虛弱的症狀是倦怠乏力、食欲不振、臉色暗黃、經常腹瀉、免疫力下降等。引起腸胃虛弱不適的原因很多，如飲食不當、生活不規律、腸胃功能失調等。中醫強調，秋冬季節陽氣內斂，是調節脾胃的好時機，因此要進行一些食補和規律飲食，避免食用刺激性食物，才能讓虛弱的腸胃在有效的調理中強壯起來。

# 蜂蜜高麗菜冰沙

## 緩解胃潰瘍及十二指腸潰瘍

高麗菜是一種熱量低、水分多的高營養蔬菜。其中所富含的維生素U，能加速修復體內受傷組織，對胃潰瘍有極好的療效。多吃高麗菜還能增進食欲、預防便祕。

蜂蜜能潤滑腸胃，對胃及十二指腸潰瘍、消化不良和便祕有一定功效。同時，蜂蜜還能夠緩解胃壁的燒灼感，促進受傷組織癒合。和高麗菜搭配榨汁，會使口感更佳。

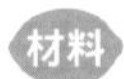


有機高麗菜150公克、蜂蜜2大匙

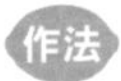


1. 高麗菜洗淨、切片，備用。
2. 高麗菜與蜂蜜一起放入榨汁機，加入200毫升開水及半杯冰塊一起榨汁。

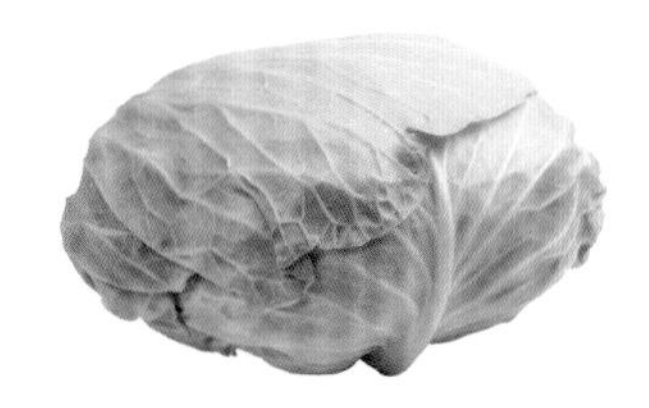

# 蘋果優酪乳

緩解便祕

蘋果中含有鞣酸、有機鹼等酸類物質，具有收斂的作用，因此可止瀉，又能通便。蘋果中的纖維素還可刺激腸蠕動，加速排泄，因此有通便效果，能調節腸道功能。優酪乳中豐富的乳酸，能抑制體內黴菌的生長，維護腸道內的菌種平衡，可預防因使用抗生素藥物所導致的腸道菌種失調。優酪乳還會產生大量的短鏈脂肪酸，促進腸蠕動，改變滲透壓，具有輕瀉作用，可有效防止便祕。

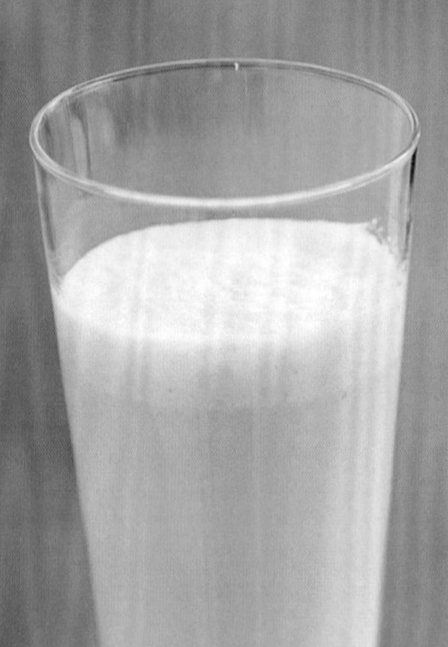

**材料**

有機蘋果300公克、優酪乳（室溫）200毫升

**作法**

1. 蘋果洗淨、去皮、去核，備用。
2. 蘋果與優酪乳一起放入榨汁機榨汁。

**POINT**

這道飲品飲用時間應與正餐錯開，上午十點及晚飯後兩小時最佳。

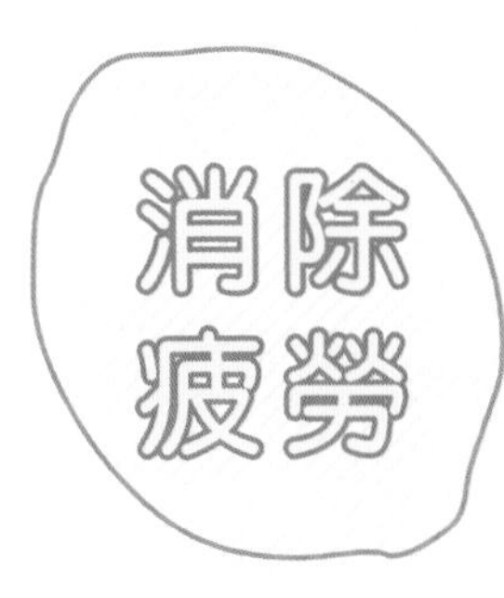


許多人無論是在工作方面或生活中，都承受著巨大的壓力，容易產生疲勞感。這種疲勞感即使經過一夜的睡眠，也不能完全消除，然而新一日的家庭和工作任務又緊接著而來。怎樣能夠有效緩解疲勞、從疲憊當中解脫出來，獲得充沛的活力來面對工作和生活呢？不妨從食物中尋找祕方。

# 蜂蜜柚子葡萄汁

緩解疲勞

柚子中含有豐富的維生素C，能增強體力，其藥用價值也很高，有健胃消食、散寒燥濕、消炎鎮痛等功效。

葡萄有很多營養成分，其中的類黃酮是一種很強的抗氧化劑，可以清除體內自由基、抗衰老。葡萄中的醣分主要是葡萄糖，當人體疲憊或血糖低時，吃葡萄可緩解症狀。

蜂蜜中所含醣分主要為果糖和葡萄糖，當人處於疲勞狀態時，蜂蜜中的果糖和葡萄糖能迅速被人體吸收，消除疲勞、恢復體力。對於勞心工作和熬夜的人來說，蜂蜜可以使人精力充沛。

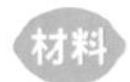


柚子果肉200公克、有機葡萄100公克、蜂蜜2大匙

POINT

這道飲品可不去葡萄籽，因為葡萄籽萃取物是高效的抗氧化劑之一。

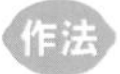


1. 葡萄洗淨、去皮，備用。
2. 柚子果肉、葡萄、蜂蜜一起放入榨汁機中，加入350毫升開水，一起榨汁。

# 草莓優酪乳

## 緩解眼部疲勞

草莓中含有豐富的鐵和維生素C，而維生素C又有助於人體對鐵的吸收，使細胞獲得充分的滋養，讓人精力充沛。此外，草莓還有一股芳香，其氣味有助於紓解疲勞和壓力。

優酪乳可以緩解眼部疲勞，特別適用於經常使用電腦的白領上班族和經常用眼的學生。優酪乳與水果搭配榨汁，能補充保護視力所必需的維生素A、放鬆眼睛肌肉的鈣，並提供少量的油脂促進胡蘿蔔素的充分吸收，兼具有減重、美體的功效。

### 材料

有機草莓300公克、優酪乳100毫升

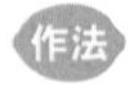


1.草莓洗淨、去蒂，備用。
2.草莓與優酪乳一起放入榨汁機中榨汁。

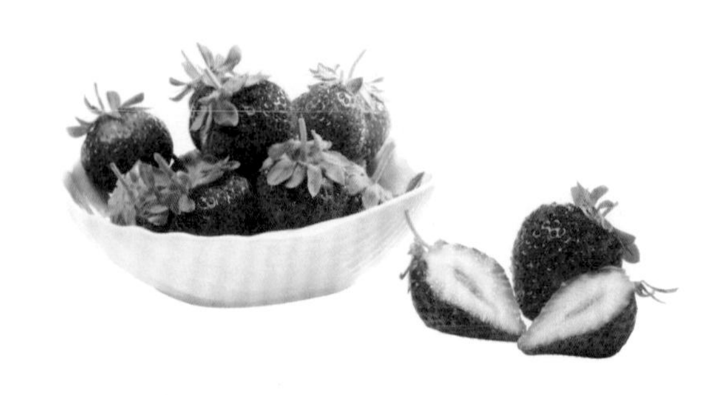

# 蘋果萵苣鳳梨汁

## 緩解疲勞及神經衰弱

蘋果中含有蘋果酸和檸檬酸等有機酸，能夠中和人在疲勞狀態下所導致的「鹼中毒」。同時，蘋果中的鉀元素能夠幫助排除體內鹽分，對減輕慢性疲勞十分有效。

萵苣中含有一種神奇的白色漿液，這種漿液能安神鎮靜，對神經衰弱和失眠症狀具有功效，十分適用於神經衰弱者。但是，萵苣中含有萵苣生化物，對視神經有刺激作用，有眼疾者不宜多食。

鳳梨中富含維生素，能夠促進新陳代謝，幫助人體減輕疲勞感。其豐富的膳食纖維還可以加速胃腸蠕動，幫助消化和清理腸道。鳳梨中豐富的維生素C和微量元素錳，對人體的記憶力十分有幫助。

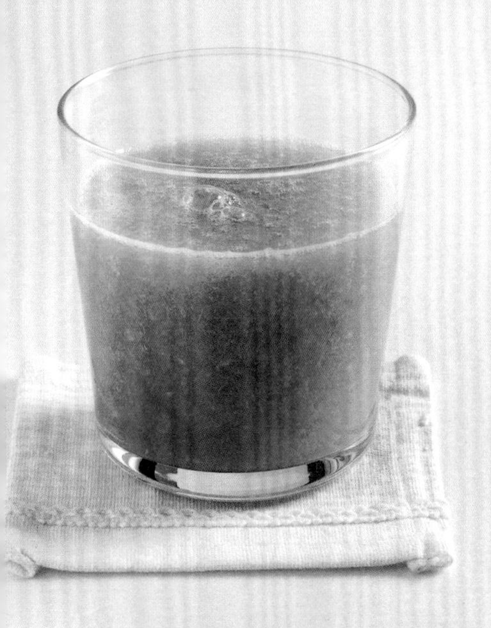

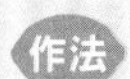


有機蘋果100公克、有機鳳梨果肉100公克、萵苣50公克

**作法**

1. 蘋果洗淨、去皮、去核；萵苣洗淨、切片，備用。
2. 蘋果、鳳梨果肉、萵苣一起放入榨汁機中，加入400毫升開水榨汁。

**POINT**

這道飲品睡前服用更好，能幫助睡眠，並減輕疲勞。

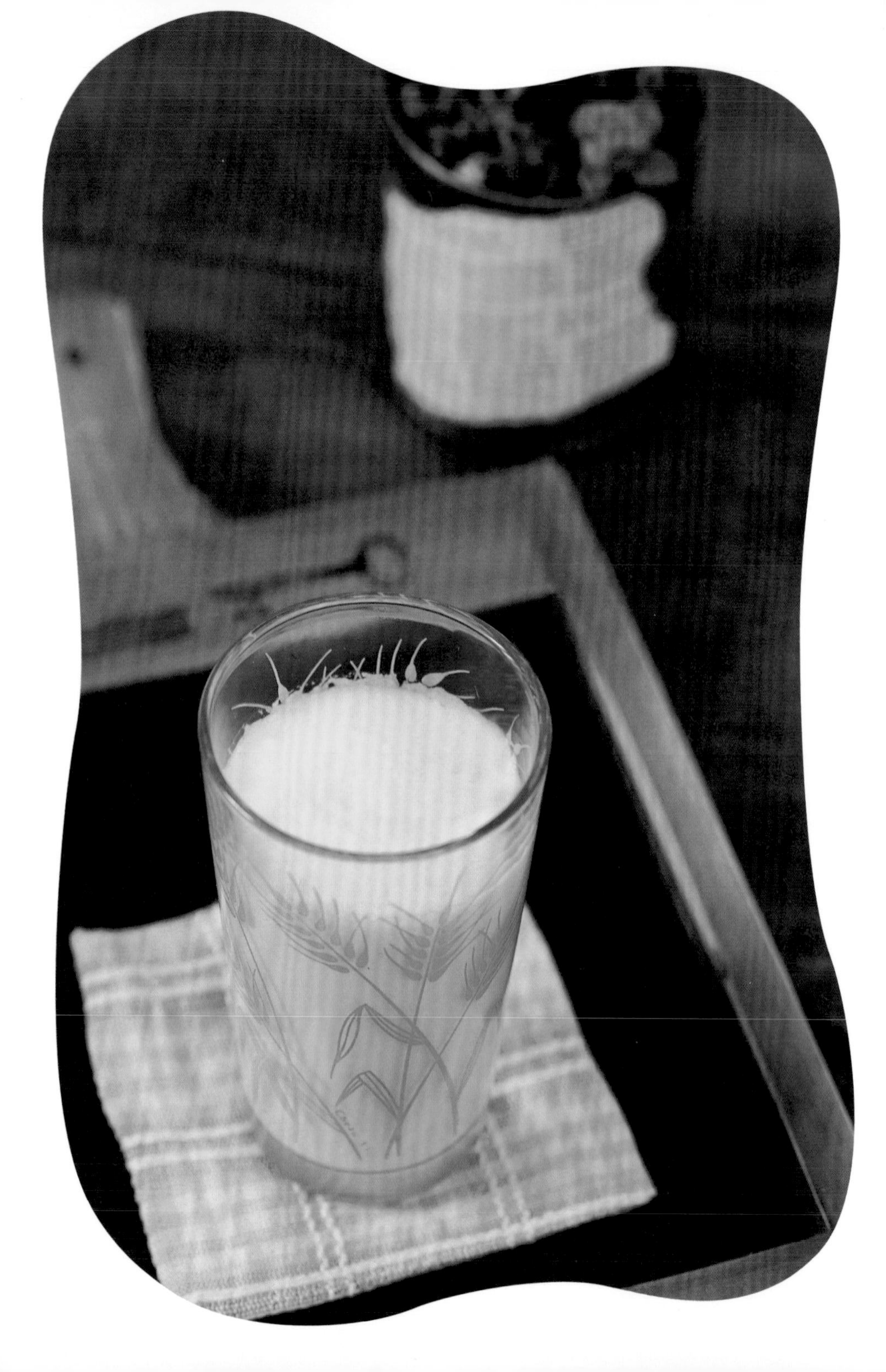

# 山藥椰奶汁

## 緩解孕期疲勞

山藥既是一味中藥，又是一種很好的滋補食材。許多準媽媽，在懷孕的前三個月會經常感覺到疲憊，山藥中富含多種維生素、礦物質、皂苷、膽鹼、維生素C、胺基酸等，有益氣養血、補中健脾的功效，對於孕期女性有很好的補益作用。

椰奶有消渴生津、清涼解暑的功效。其所含有的豐富維生素B、維生素C和維生素E，對胎兒的發育很有助益，是準媽媽極需補充的營養素。另外，椰奶可以促進肌膚新陳代謝，去除角質，使肌膚美白而富有彈性。女性在懷孕初期，體內許多養分都被肚子裡的胎兒所「瓜分」，如果沒有適時補充鐵、蛋白質等營養素，會使準媽媽經常感到疲倦不已，缺乏元氣。適量的椰奶，不僅能補充準媽媽肚子裡胎兒的營養，還能給準媽媽一個美麗的容顏。

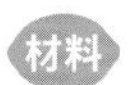


有機山藥100公克、椰奶200毫升

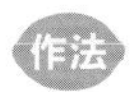


1. 山藥洗淨、去皮，放入電鍋蒸熟，備用。
2. 山藥與椰奶一起放入榨汁機中榨汁。

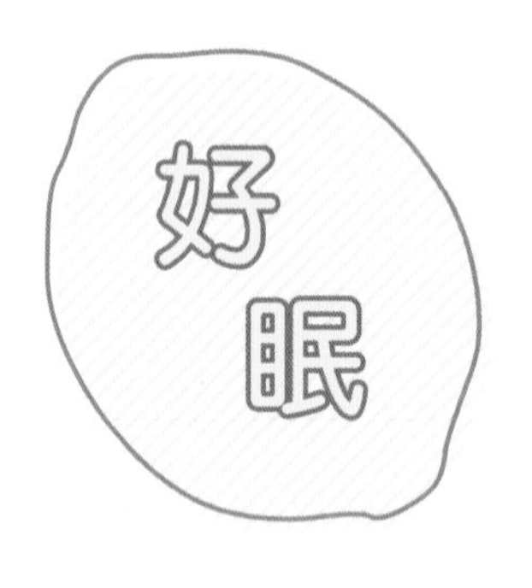


良好的睡眠，不但使人精力充沛，也可以讓身體內的五臟六腑得到充分的「休養生息」。但是，很多人因為工作壓力大、生活繁瑣，或是因年老而神經系統逐漸衰弱，出現嚴重的睡眠障礙，不是失眠，就是多夢，使身體各個部位無法得到充分休息，而出現許多健康警訊。不妨讓我們藉助食補，再適當調節心情，一起緩解失眠困擾。

# 蜂蜜紅棗汁

**緩解焦慮失眠**

《神農本草經》中記載，紅棗味甘性溫、歸脾胃經，有補中益氣、養血安神、緩和藥性的功能。被稱為「百果之王」的紅棗，是補血的最佳水果，其寧心安神作用，可以緩解睡眠品質不佳的狀況。

蜂蜜中含有的葡萄糖、維生素及鈣、鎂、磷等微量元素，可以有效調節神經系統功能，緩解神經緊張，提高睡眠品質。

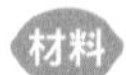


有機紅棗150公克、蜂蜜1.5大匙

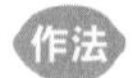


1. 紅棗去核，備用。
2. 紅棗、蜂蜜與250毫升開水一起放入榨汁機榨汁。

**POINT**

這道飲品特別適合於女性，每晚睡前飲用，既有助於安神和睡眠，又能夠補血、養顏。

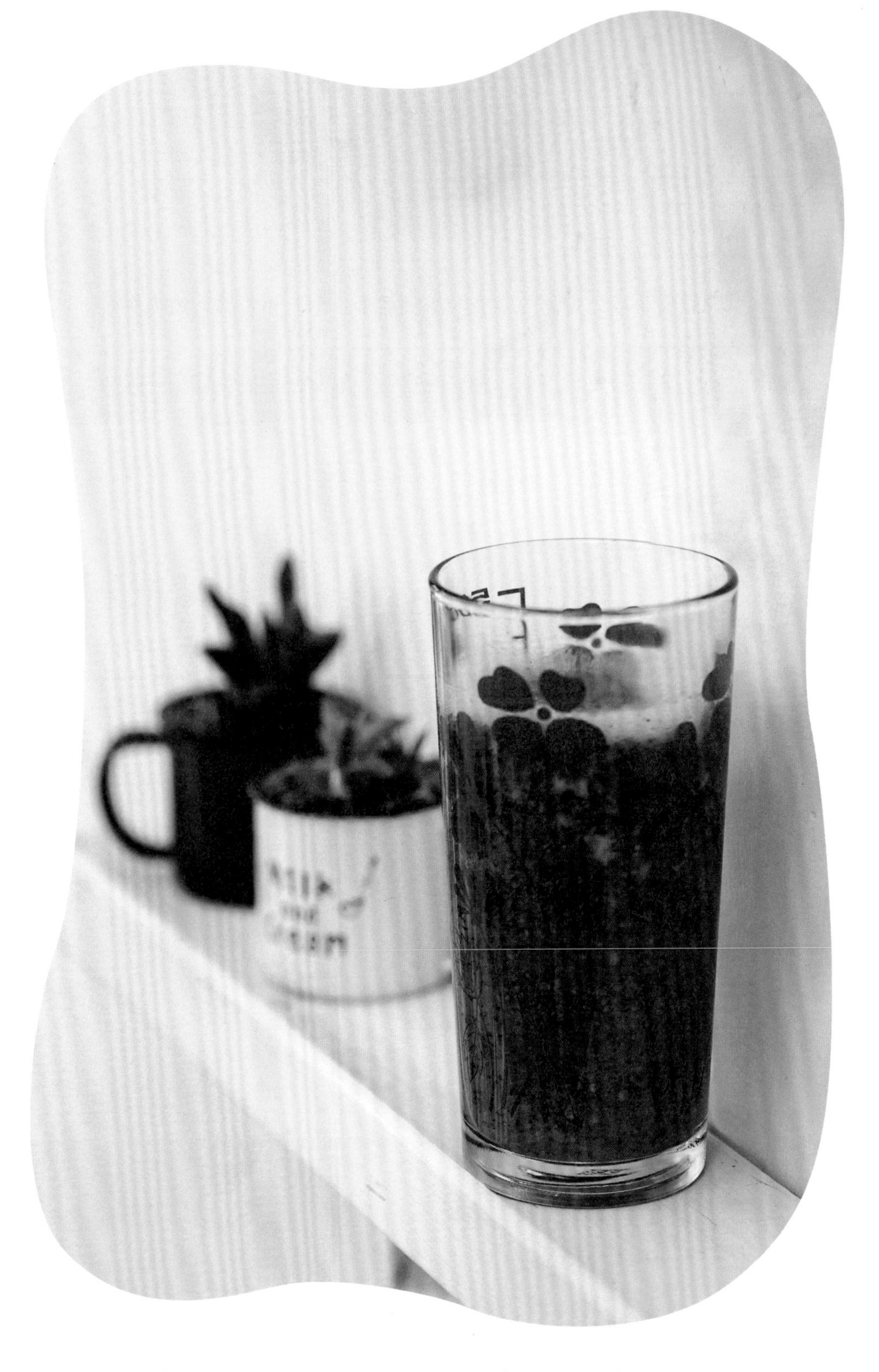

# 蓮子百合銀耳汁

緩解病痛失眠

蓮子營養豐富，具有鎮靜、強心、抗衰老等作用，可用於治療高燒所引起的煩躁不安、心悸失眠。

銀耳性平、味甘淡，具滋陰、潤肺、養胃、生津、益氣、補腦、強心等功效，有極佳的強身滋補功能，能增強抵抗力，強身健體。

材料

有機乾銀耳10公克、有機百合5公克、蓮子5公克、冰糖適量

作法

1. 蓮子、銀耳洗淨、泡水；百合洗淨、剝片，備用。
2. 蓮子、銀耳、百合及冰糖一起放入榨汁機中，加入100毫升開水榨汁。

POINT

虛寒出血、風寒咳嗽、脾胃不佳者忌食。

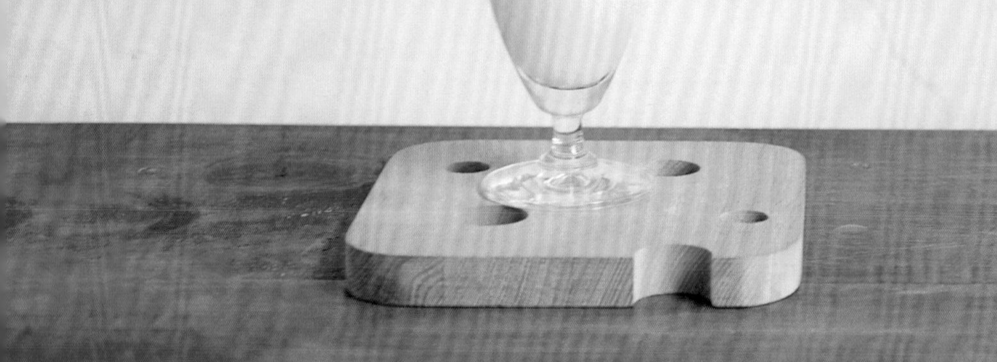

# 核桃豆漿

**緩解腎虛失眠**

核桃是一種營養十分豐富的堅果，其所含的不飽和脂肪酸和優質蛋白質，是滋養腦部的主要物質，可以強健大腦，增強記憶力。核桃對腎虛所引起的失眠尤其具有改善作用。

豆漿含有豐富的植物性蛋白，對腎有補益功效，其所含的營養素還能提高身體的免疫力。

**材料**

核桃5枚、有機黃豆250公克

**作法**

1. 黃豆洗淨，以清水浸泡五小時；核桃切成小塊，備用。
2. 以一杯黃豆、一杯水的比例放入果汁機中，放入核桃打至最細。
3. 以濾網濾去渣滓，留下生豆漿，倒入鍋中，加入相同份量的清水，以大火煮開，一邊煮一邊以木杓攪拌，煮開後即關火，放涼。
4. 飲用時撈去豆漿上的豆腐皮即可。

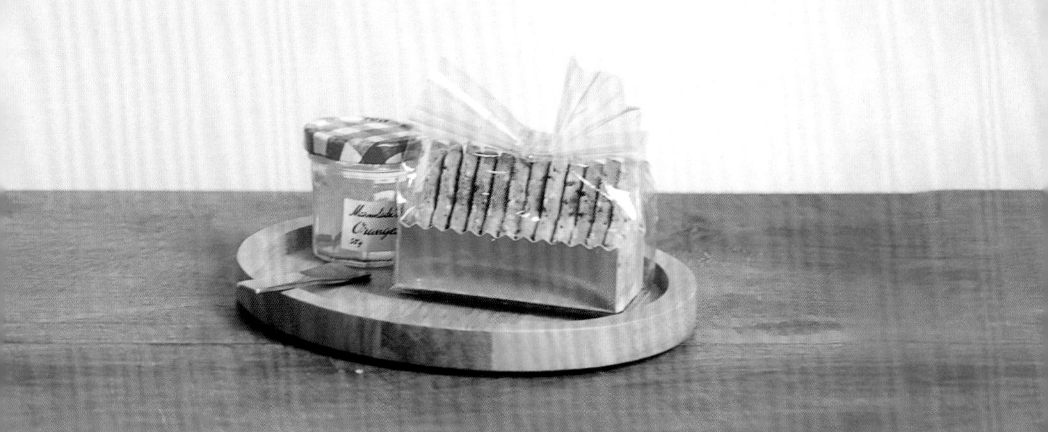

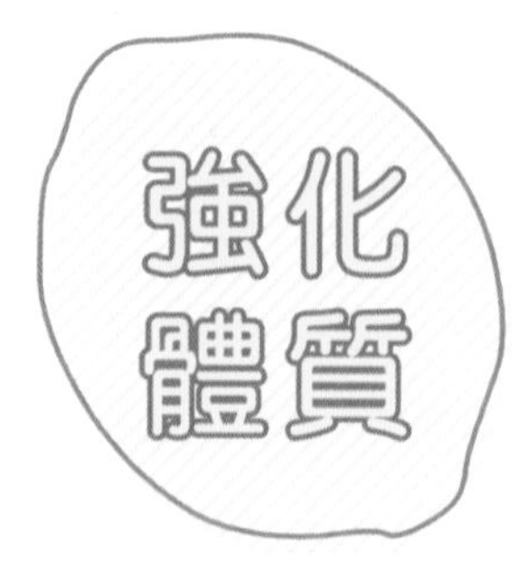


中醫所言的體質虛弱有很多種原因，主要由氣虛、血虛、陰虛、陽虛等引起。其症狀主要是氣力不足，稍微勞動便覺得疲憊；免疫力低，稍有風吹草動便染病；氣色不好，胃口不佳，少言懶語，精神不足。這些病症常使人無法正常工作與生活，力不從心的感覺也極易使人發脾氣。當意識到這一點的時候，就該採取行動來對抗「虛弱」了。以下針對各種因素所導致的體質虛弱，分別建議適用蔬果飲品。

# 蜂蜜胡蘿蔔汁

補益脾胃

《本草綱目》中記載，胡蘿蔔「下氣補中，利胸膈腸胃，安五臟，令人健食」。胡蘿蔔屬溫熱性食物，能養血明目、健脾消食、補氣生血、行氣化滯。它所含的α和β胡蘿蔔素，是強效抗氧化劑，能夠保護細胞，降低有害物質對細胞的侵襲。

蜂蜜不僅是滋補品，還可以作為治療多種疾病的良藥。其中所含的果糖和葡萄糖可以補充身體熱量，對於脾胃陰虧或氣虛所導致的胃脘疼痛、津液不足等症狀，均有很好的改善效果。

這道飲品可以調理氣虛所導致的脾胃陰虧和胃脘疼痛，同時補充津液。

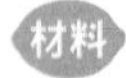


有機胡蘿蔔50公克、蜂蜜1大匙

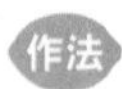


1.胡蘿蔔洗淨、切塊，備用。

2.胡蘿蔔與蜂蜜一起放入榨汁機中，加入100毫升開水榨汁。

# 蘋果橘子薑汁

## 預防體質虛弱

生薑除了是廚房中的最佳佐料，還是很多疾病的良藥。其味道芳香辛辣，有溫暖、興奮、發汗、止嘔、解毒、溫肺止咳等作用。

蘋果一向有「全科醫生」的美稱，其養心益氣、健脾益胃的功效，不論在感冒中還是感冒初癒時食用，對身體都大有助益。

橘子是口感極佳的常見水果之一，富含維生素C，一個橘子就能滿足人一天所需的維生素C。維生素C正如一個捍衛人體免疫系統的小衛士，增強免疫力的功能不在話下。這道飲品可以暖身、開胃、除濕健脾，還能恢復食欲，使虛弱的身體迅速強健起來。

**材料**

有機橘子100公克、有機蘋果300公克、生薑10公克

**作法**

1. 橘子去皮，以手動水果榨汁機榨汁；蘋果洗淨、去皮、去核、切塊；生薑去皮、切片，備用。
2. 橘子汁、蘋果、生薑一起放入榨汁機，加入350毫升開水榨汁，瀝渣飲用。

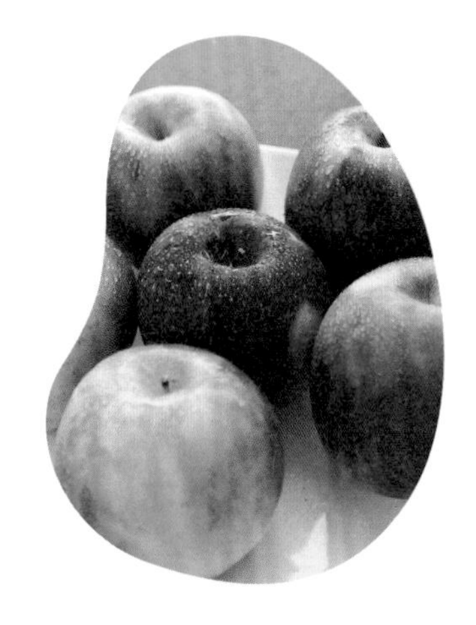

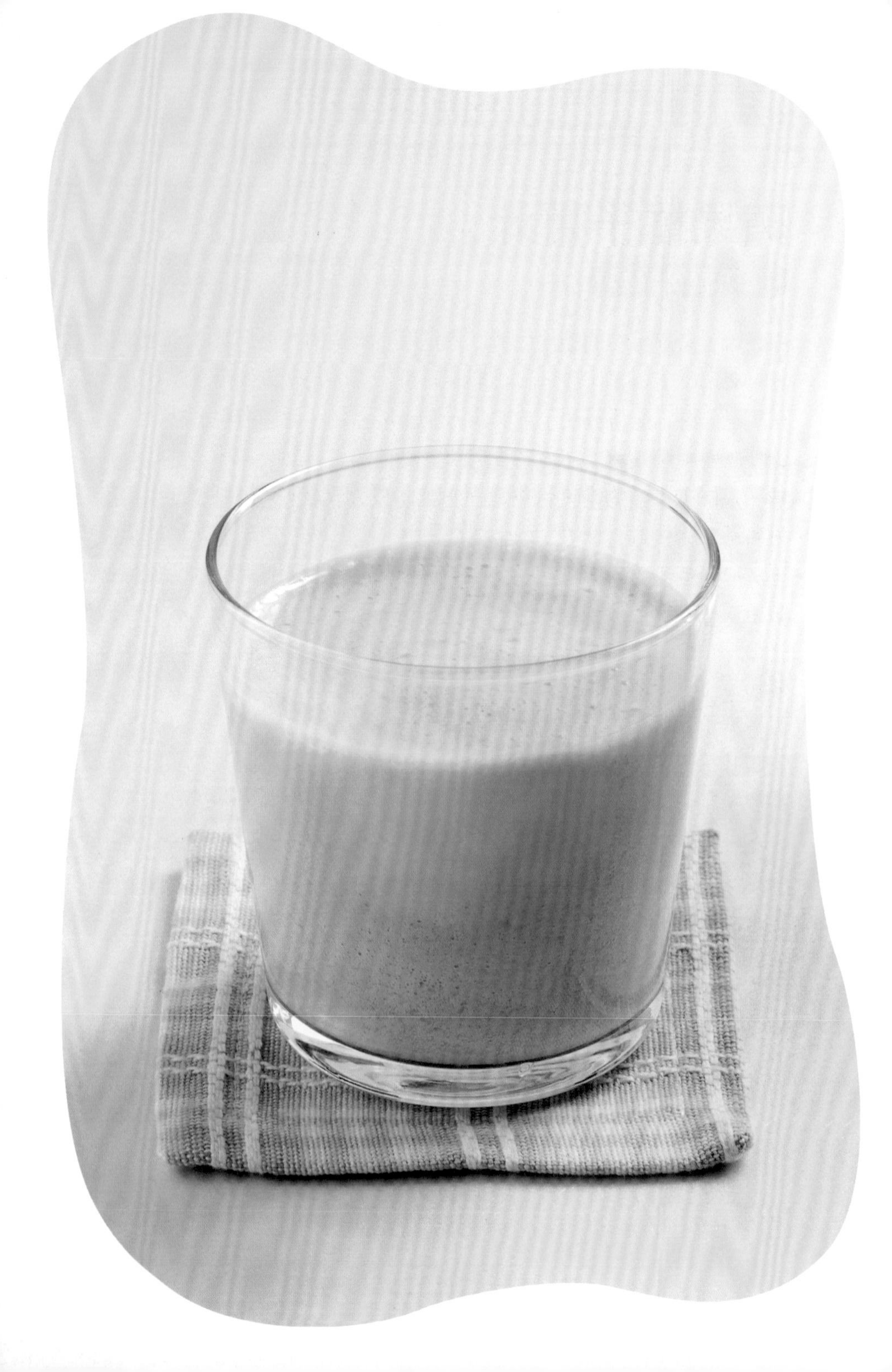

# 山藥蓮子汁

**補益脾・肺・腎**

山藥有滋腎益精的作用，可以用來治療小便頻數、腎虧遺精、婦女白帶過多等症。《本草求真》中記載，山藥「本屬食物，氣雖溫而卻平，為補脾肺之陰。是以能潤皮毛，長肌肉……味甘兼鹹，又能益腎強陰」。

蓮子入脾、腎、心經，有清心醒脾、益腎澀精、補中安神的功效，是滋養補虛的好食材，而且老少皆宜。蓮子在《本草綱目》中有記載：「交心腎，厚腸胃，固精氣，強筋骨，補虛損，利耳目，除寒濕，止脾泄久痢，赤白濁，女人帶下崩中諸血病。」

山藥和蓮子都是滋補聖品，對腎虧陰虛者有良好的滋補效用，還能安神養心，幫助睡眠。

**材料**

乾蓮子15公克、有機蘋果50公克、山藥粉2大匙、牛奶80毫升

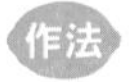


1. 蓮子洗淨、泡水；蘋果洗淨、去皮、去核、切塊，備用。
2. 山藥粉、蓮子、蘋果、牛奶一起放入榨汁機榨汁。

**POINT**

因山藥有燥結作用，便祕者不宜食用。

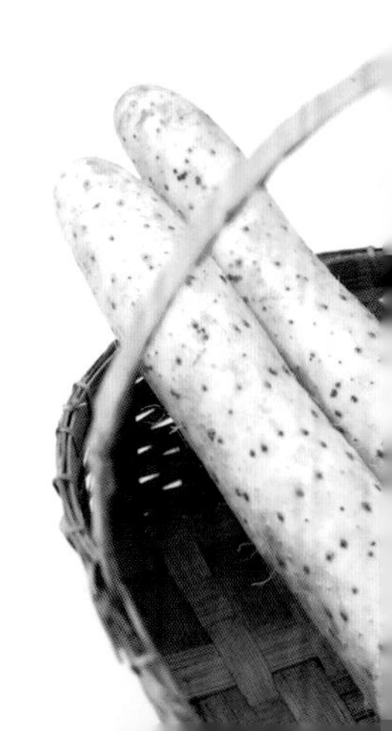

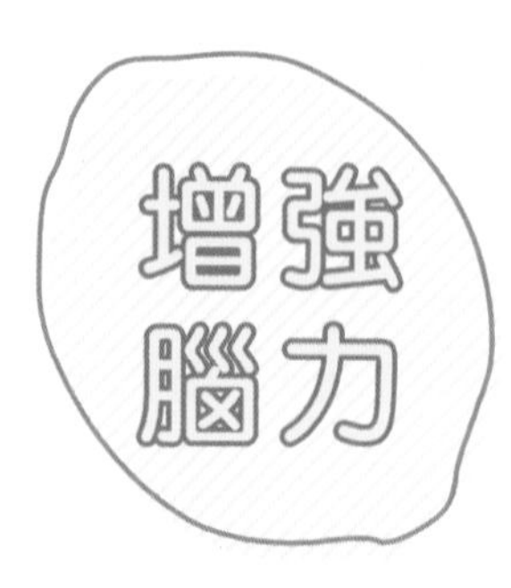


經常用腦者，如果不注重保養，很容易導致身心雙方面的失衡，產生記憶力衰退、思考遲鈍等症狀。包括白領上班族和學生，都是屬於容易用腦過度的族群，如果用藥物來治療，容易產生副作用。以食療方式補充可以提高腦力的營養素，既不會傷身，又可保健，能讓頭腦靈活、記憶力增強，提高工作與讀書的效率。

## 核桃芝麻豆漿 改善腦循環・增強思維敏銳度

核桃的形狀與人腦相似，以「以形補形」的理論來說，即知有補腦的作用。中醫認為，核桃性溫、味甘、無毒，能健胃、補血、潤肺、養神等，其所含的多種營養素，能降低血脂和膽固醇，還能補充腦部的營養，尤其是其中所含的磷脂，對腦神經有良好的保健作用。

黑芝麻味甘性平，富含油酸、亞油酸、維生素 E 及鈣質等多種營養素。其所含的卵磷脂，有助於集中注意力並提高記憶力，是健腦不可或缺的營養素。

豆漿中含有維生素 E 和 C ，並含有微量元素硒，可以使細胞「變年輕」，對腦細胞尤其有用。

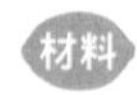


有機黃豆55公克、核桃10公克、黑芝麻5公克

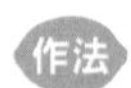


1. 黃豆洗淨，以清水浸泡五小時；核桃切成小塊，備用。
2. 以一杯黃豆、一杯水的比例放入果汁機中，再放入核桃及黑芝麻打至最細。
3. 先以濾網濾去渣滓，留下生豆漿，倒入鍋中，再加入相同份量的清水，以大火煮開，一邊煮一邊以木杓攪拌，煮開後即關火，放涼。
4. 飲用時撈去豆漿上的豆腐皮即可。

**POINT**

本品陰虛火旺、大便稀薄及發熱咳喘者忌食。此外，這道蔬果飲品也不可以一次飲用太多，以免腹瀉。

# 杏仁核桃豆漿

## 提高工作效率

杏仁營養價值很高，含有豐富的單元不飽和脂肪酸，有益於心臟健康，而其中的維生素 E 等抗氧化物質，能預防多種疾病及早衰。
核桃含有大量補腦益智的營養成分，非常適合生長期的孩子和經常用腦的成年人食用。

### 材料

有機黃豆40公克、杏仁40公克、核桃40公克

### 作法

1. 黃豆洗淨，以清水浸泡五小時；杏仁及核桃搗碎，備用。
2. 以一杯黃豆、一杯水的比例放入果汁機中，再放入杏仁及核桃，打至最細。
3. 先以濾網濾去渣滓，留下生豆漿，倒入鍋中，再加入相同份量的清水，以大火煮開，一邊煮一邊攪拌，煮開後即關火，放涼。
4. 飲用時撈去豆漿上的豆腐皮即可。

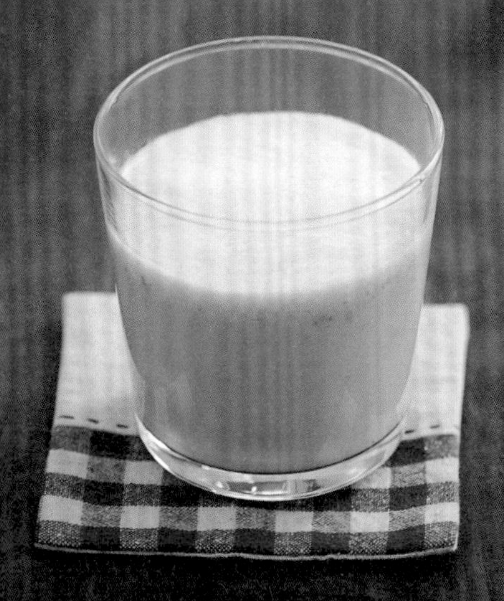

**POINT**

核桃表面的褐色薄膜含有豐富營養素，製作蔬果飲品或食用時，不要將其剝除，否則會損失部分營養。

健康小站

# 不同體質，不同的蔬果選擇

在均衡飲食的前提下，大家都希望屬於自己的這張清單，口味多種，營養豐富，呈現多樣性的選擇。但是，每個人都有不同的體質，而蔬果也有不同的「個性特點」，因此，必須根據個人的體質，選擇適宜自己的蔬果來搭配榨汁，才能達到真正的食補效果。

無論是人或蔬果，都有「寒熱兩性」之分。辨別人的體質是「寒」、是「熱」最簡便的方法是：喜喝熱水的人，多為寒性體質；喜喝涼水的人，多為熱性體質。

寒性體質的特徵是，雖不常喝水但不覺口渴、精神虛弱易疲勞、畏寒肢冷、喜歡熱飲等。

熱性體質的特徵是形體消瘦、喜食冷物、大便易乾燥、情緒易激動、煩躁等。

中醫理論認為，無論是寒性體質還是熱性體質都需要調節，讓身體機能平衡，才會健康不易生病。

寒性或涼性食物有助於清火解毒，可以用來治療熱症，適用於熱性體質的人，例如西瓜、梨、橘子、茄子、番茄、黃瓜、冬瓜、紫菜等。溫熱性食物有助於溫寒，能夠幫助平衡寒性體質的人，例如生薑、辣椒、大蒜、南瓜、桃子、桂圓、櫻桃等。

食物除了寒熱兩性之外，還有介於寒熱兩性之間的平性，它適用於一般體質、寒性體質和熱性體質，例如芋頭、蘋果、木耳等。

根據自身的體質，選擇適合自己的蔬果，不偏食、不挑嘴，均衡搭配食補蔬果，這樣就能營養均衡、強身健體，何樂不為？

# PART 3

# 專屬蔬果飲品，對症預防病症

很多蔬果不僅可口，而且還有預防和治療疾病的功效。在繁忙的日常生活中，巨大的工作壓力和生活壓力無處排遣時，難免會罹患各種疾病，這時，只要我們多動腦、多用心、多動手，就能找到防禦疾病的各種蔬果。這些食材不僅營養可口，又能幫忙驅逐疾病，可謂一舉多得。現在，就讓我們來看看一些針對常見疾病專屬的蔬果飲品吧！

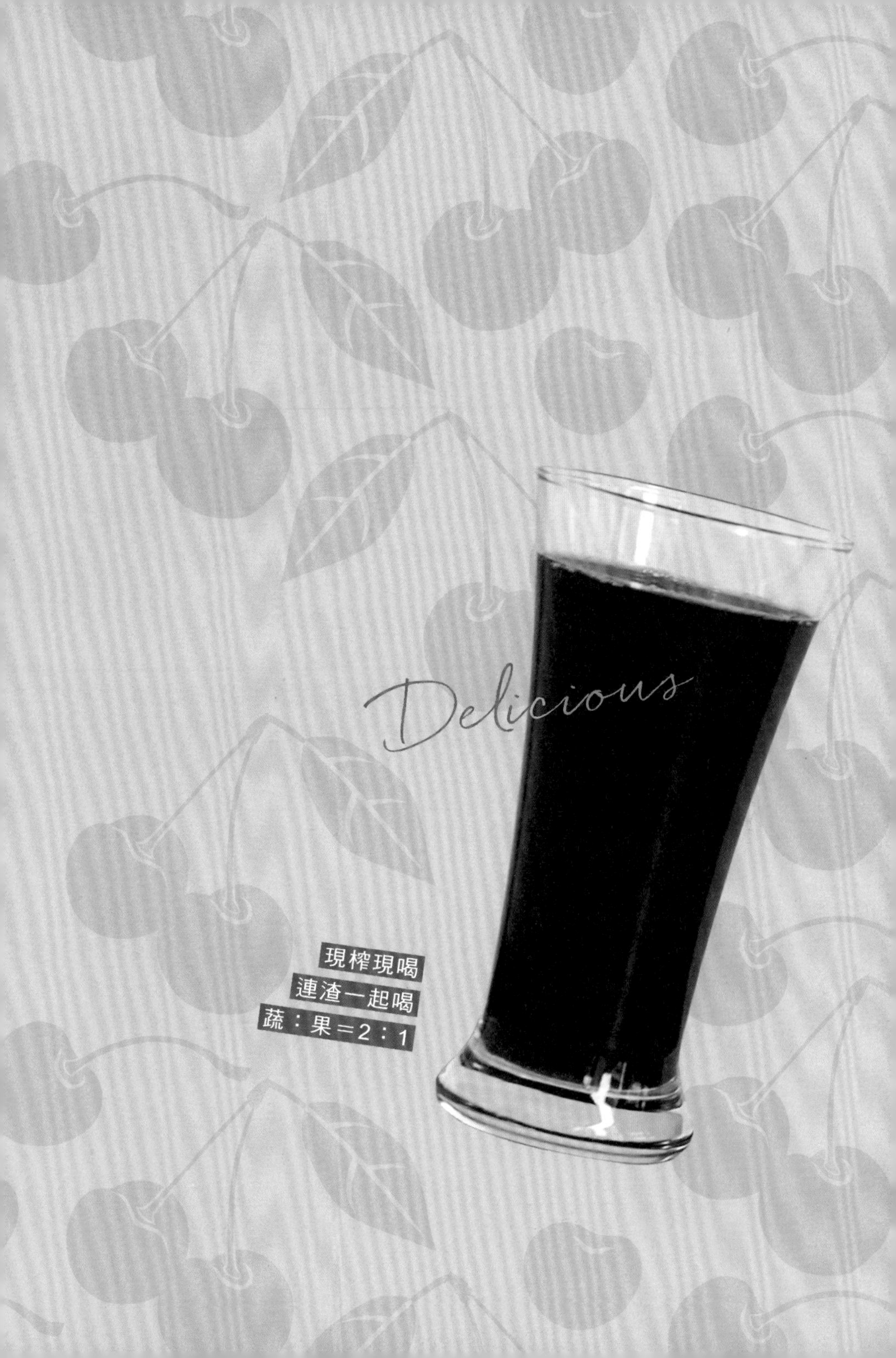
Delicious
現榨現喝
連渣一起喝
蔬：果＝2：1

# 蔬果搭配，生病不累

孩童胃腸燥熱，總是厭食、偏食；老人上了年紀，一身高血壓和冠心病等老年病，常常難以安眠；生活環境日益變遷，癌症的發病率越來越高，每個人都很擔心；女人又愛又恨的月經，極難伺候，如何調理……每個人幾乎每天都在和這些疾病抗爭。

病症若較輕緩，建議不要輕易選擇藥物治療。眾所周知，「是藥三分毒」，選擇適當的食療，不僅能補充身體所需的營養、緩解病症，重要的是無副作用。但是一些慢性病，如高血壓等，還是不能脫離藥物治療，蔬果食療只能作為輔助。

以「全科醫生」——蘋果為例，其豐富的營養素，對心血管疾病、頭痛、肥胖症、高膽固醇、小兒腹瀉都有一定功效，也能預防肺病、哮喘、肺癌等疾病。此外，其「飽足感」有助於減重，還能改善女性皮膚粗糙、乾燥的狀況，豐富的膳食纖維尤其有助於緩解便祕。

由此可見，選對蔬果，不但能均衡營養，還能夠緩解病症。正所謂——「蔬果搭配，生病不累」。

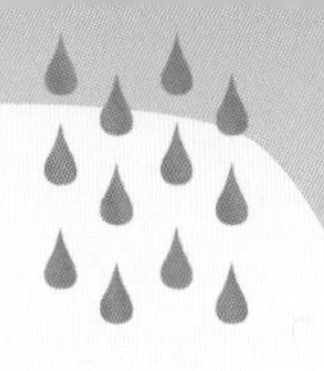

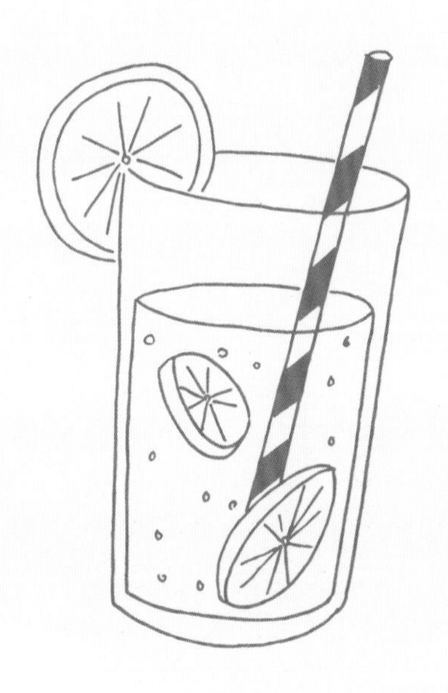

# 對症
# 蔬果飲品配方

每種蔬果都擁有獨特的「性格」，
要針對這些「性格」進行合理搭配，
對症下藥，才會產生功效。

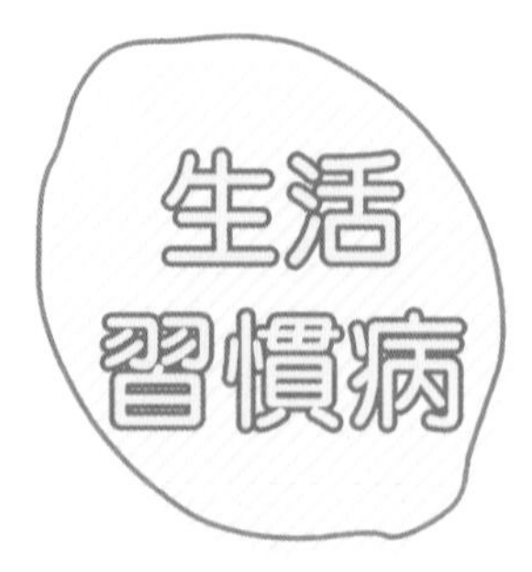


當高血壓、糖尿病、心血管疾病已經成為最常見的殺手，而且罹病者有年輕化的趨勢，這是不容忽視的問題，我們必須檢討自己的生活和飲食習慣是否健康。以下介紹幾道讓我們遠離這些疾病殺手的蔬果飲品。

# 芹菜奇異果汁

降血壓

芹菜中有一種成分，名為芹菜素，具有降血壓作用。研究顯示，含鉀、鈣、鎂豐富的食物能夠有效控制血壓，而芹菜含有豐富的鉀，可作為降血壓的首選蔬菜。

奇異果富含多種維生素和礦物質，且具備天然的稀釋血液功能，能減少血液凝塊的形成，有效降低血壓和膽固醇，是預防高血壓的好水果。

材料

芹菜50公克、有機奇異果100公克

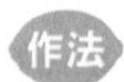


1. 芹菜洗淨、切段；奇異果洗淨、去皮、取肉，備用。
2. 芹菜與奇異果一起放入榨汁機中，加入200毫升開水榨汁。

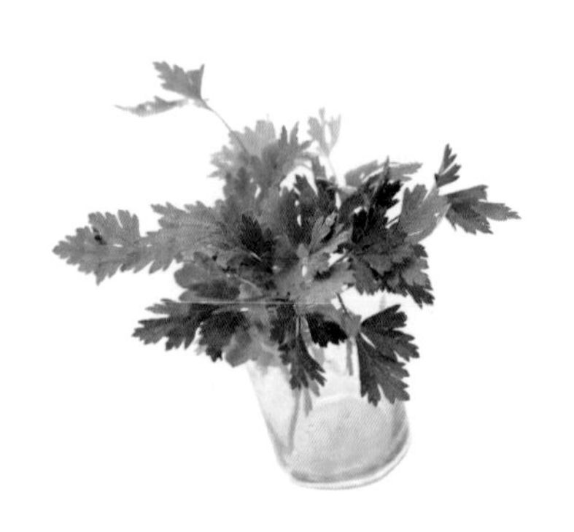

# 檸檬草莓冰沙

**降血壓・美白**

草莓中富含花青素，有研究稱，這種營養素有助於預防高血壓及高血壓所引起的多種疾病。另外，草莓中還含有維生素C、果膠和纖維素，具有美白的功效；對冠心病、心絞痛、腦溢血、高血脂等疾病都具有預防作用，能夠降血壓。

檸檬中豐富的維生素C和維生素P，可以提高血管的彈性和韌性，對於預防和治療高血壓也很有助益。另外，檸檬的抗菌、消炎、抗衰老效果也為人所稱道。

**材料**

有機草莓10顆、檸檬1顆

**作法**

1. 草莓洗淨、去蒂；檸檬洗淨、以手動榨汁機取汁，備用。
2. 草莓與檸檬汁一起放入榨汁機中，加入50毫升開水及1/4杯冰塊榨汁。

**POINT**

最好選擇時令的新鮮草莓來榨汁，才能既營養又健康。

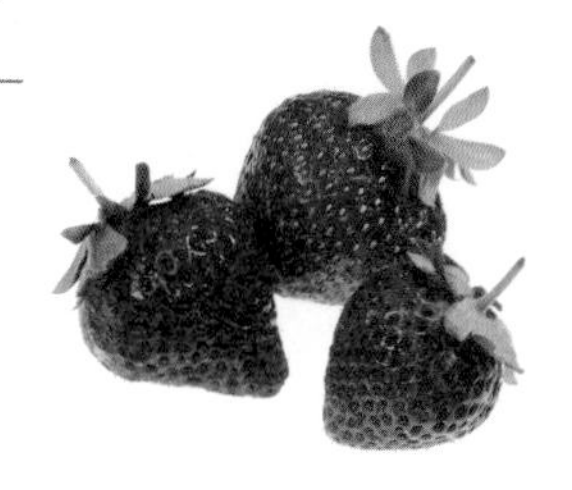

# 木瓜優酪乳

## 提高免疫力

木瓜有「百益果王」之稱，是百益而無一害的水果之一，具有平肝和胃、舒筋絡、活筋骨、降血壓的功效。木瓜中富含多種維生素、碳水化合物和人體必需的胺基酸，可以增強免疫力、促進新陳代謝和抗衰老。美國哈佛大學公共衛生學院流行病學研究員艾爾瓦羅・阿良索博士說，據研究發現，每天飲二至三份或更多優酪乳的人，罹患高血壓的危險比那些不喝的人降低百分之五十。除此之外，優酪乳對人體還有諸多益處，如預防骨質疏鬆等。

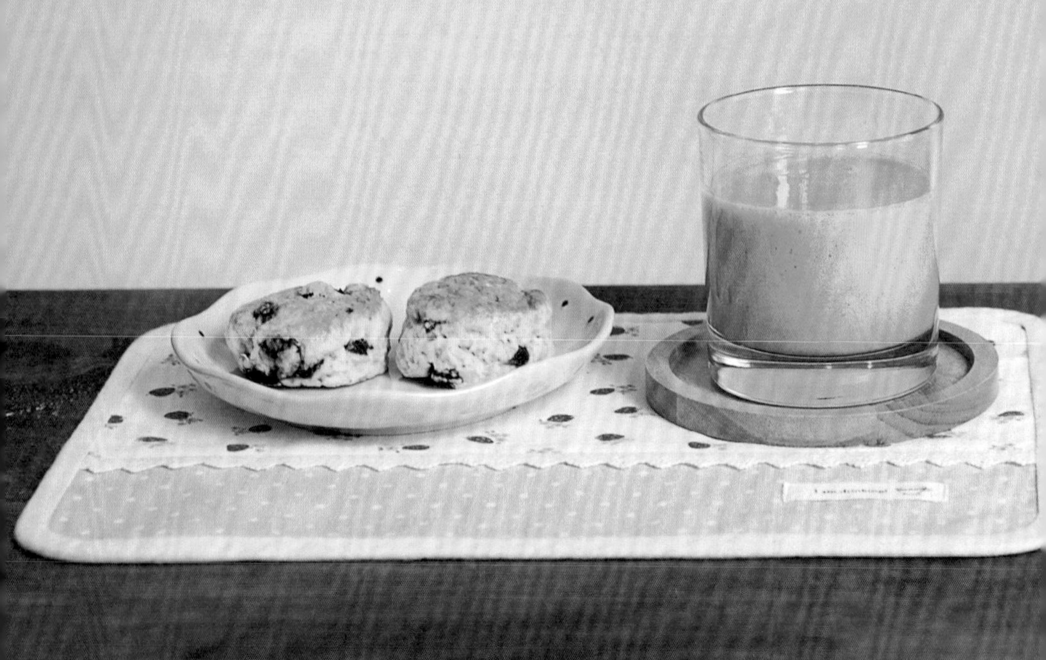

材料

有機木瓜100公克、優酪乳150毫升

作法

1.木瓜洗淨、去籽、去皮、取肉、切塊，備用。

2.木瓜與優酪乳一起放入榨汁機榨汁。

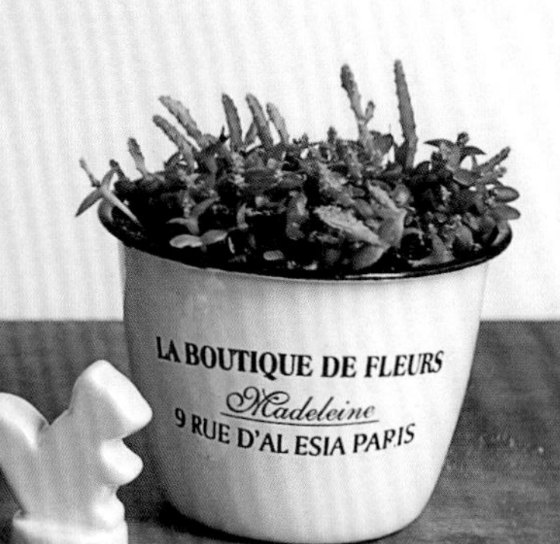

# 辣椒薑汁 降血壓・降血脂

辣椒中的辣椒素是一種活性成分，也是辛辣味道的主要來源，它能促進血液循環，改善心臟功能，增進細胞活性，延緩衰老，並能促使血管擴張，產生降血糖、降血脂和降血壓的功效。
生薑中含有水楊酸，能預防血液凝固，抑制血栓的形成，也能夠降血脂、降血壓。

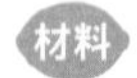


紅辣椒15公克、生薑15公克

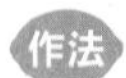


1. 辣椒洗淨、去蒂、切片；生薑洗淨、去皮、切片，備用。
2. 辣椒與生薑一起放入榨汁機中，加入150毫升開水榨汁，瀝渣飲用。

**POINT**

這道飲品須注意，潰瘍患者及骨折者慎食。也可搭配50公克胡蘿蔔，口感更佳。

# 西瓜冰沙 利尿・解酒・促進代謝

西瓜中含有L－瓜氨酸及配醣體，能夠將血壓控制在正常範圍之內。據研究，西瓜籽中也含有降血壓的物質，還可緩解急性膀胱炎。因此，對於高血壓患者來說，西瓜汁既是消暑解渴的可口飲品，又是降血壓的「良藥」。西瓜汁營養豐富、美味爽口，不僅可以降血壓，還有利尿、解酒、促進代謝的作用。

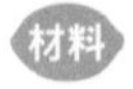


有機西瓜果肉300公克

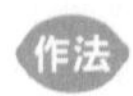


西瓜果肉放入榨汁機中，加入150毫升開水及半杯冰塊榨汁。

**POINT**

西瓜雖好，卻不宜大量或長期食用。西瓜屬甘寒之物，因此脾胃虛寒及罹患慢性胃腸炎、十二指腸潰瘍的人應慎食。

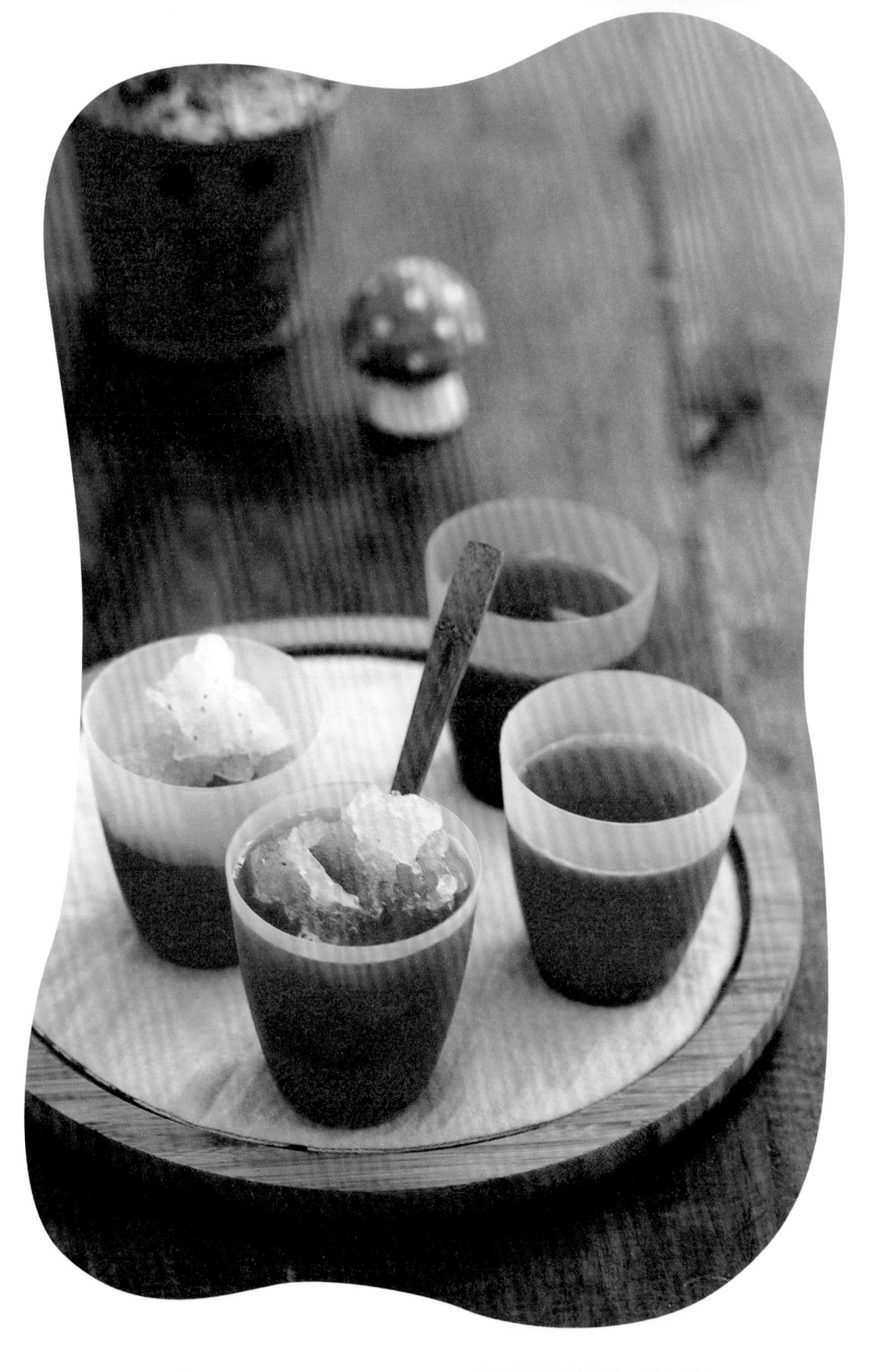

# 蘋果奇異果汁 預防憂鬱症

奇異果營養素含量豐富，可以使糖尿病患者去燥熱、止煩渴。奇異果中還含有大量的天然醣醇類物質肌醇，能調節細胞內的激素和神經的傳導效應，預防憂鬱症的發生。

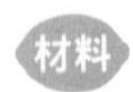


有機蘋果150公克、有機奇異果150公克

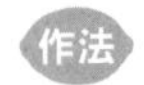


1.蘋果洗淨、去皮、去核、切塊；奇異果洗淨、挖出果肉，備用。
2.蘋果與奇異果一起放入榨汁機中，加入400毫升開水榨汁。

**POINT**

此道飲品相當於2份的水果，糖尿病患者應慎食。

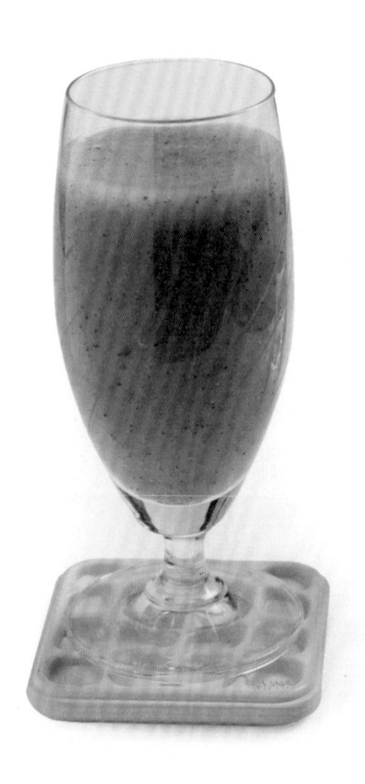

# 枸杞銀耳豆漿 降低膽固醇

銀耳俗稱「窮人的燕窩」，含有豐富的蛋白質、維生素Ｂ群、十六種胺基酸及鈣、鉀、磷等多種礦物質；另外，銀耳中還含有膳食纖維、銀耳多醣、膠質等，具有提升大腦功能、強健心臟的功效，還能夠增強免疫力。

枸杞中含有甜菜鹼、多醣、核黃素、胡蘿蔔素、抗壞血酸等營養素，還有鈣、磷、鐵、鋅等礦物質，除了具有促進荷爾蒙分泌、幫助女性發育等功效之外，還能夠有效抑制脂肪肝、提升免疫力、促進血液循環。

這道飲品對於降低膽固醇、預防血管硬化及冠心病、大腦功能衰退等病症有很好的效果。除此之外，營養不良、皮膚乾燥的人也很適合用這道飲品來調理身體。

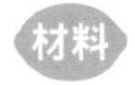


有機黃豆250公克、玉米粒50公克、銀耳3小朵、枸杞20公克、冰糖30公克

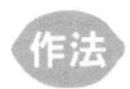


1. 黃豆洗淨，以清水浸泡五小時；銀耳以水泡開，撕成小片；枸杞洗淨、泡軟，備用。
2. 以一杯黃豆和一杯水的比例放入果汁機中，加入銀耳、玉米粒打至沒有顆粒。
3. 以濾網濾去渣滓，留下生豆漿，倒入鍋中，加入相同份量的清水，以大火煮開，一邊煮一邊攪拌。
4. 依個人喜好加入冰糖，攪拌均勻之後，撒入枸杞立即熄火，熄火後勿再攪拌，直至放涼。
5. 飲用時撈去豆漿上的豆腐皮即可。

POINT

銀耳具有抗血小板凝集的作用，有出血症的患者不宜食用；此外，烹煮時間最好久一點，才會讓銀耳的膠質和多醣體溶出。

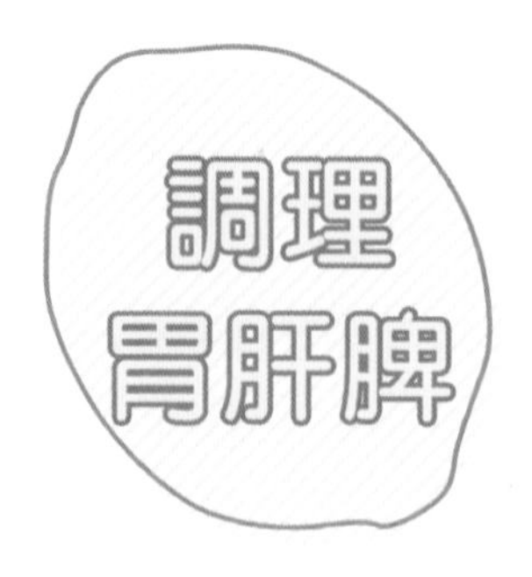


腸胃肝脾疾病是常見疾病，若天生脾胃虛弱，或飲食和生活習慣不當，就容易造成胃積食、消化不良、腎臟功能低下、肝火旺盛等疾病。下面就介紹幾道能調理腸胃肝脾疾病的蔬果飲品。

# 西瓜黃瓜冰沙

**利尿・護腎**

西瓜是高含水的水果，百分之九十四以上都是水分，有利尿、助消化、消水腫的功效，可以清除體內多餘的水分，進而將體內的毒素排出體外，促進新陳代謝，減輕腎臟的負擔，維持腎臟功能正常。對於泌尿系統感染、咽喉腫痛、腎臟功能不好等症狀，都具有緩解效果。

黃瓜有清熱利水、解毒消腫、生津止渴的功效。《日用本草》中記載，黃瓜「除胸中熱，解煩渴，利水道」。黃瓜也含有大量水分，對咽喉腫痛、小便不利都有一定功效。其所含的黃瓜酶是一種活性很高的生物酶，能夠促進人體新陳代謝。

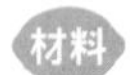


有機西瓜200公克、有機黃瓜150公克

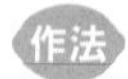


1. 西瓜洗淨、去皮、去籽、取肉；黃瓜洗淨、切片，備用。
2. 西瓜與黃瓜一起放入榨汁機中，加入300毫升開水及半杯冰塊榨汁。

**POINT**

西瓜和黃瓜都屬寒涼食物，脾胃虛寒的人不宜多食。

# 葡萄鳳梨汁

## 清潔消化系統

葡萄中含有葡萄糖，它有補肝腎、益氣血、開胃生津、助消化、通利小便的功效。此外，葡萄糖中還含有類黃酮，它是一種強效抗氧化劑，能夠清除體內自由基，抗衰老。

鳳梨有潤肺止渴、養胃生津的功效，其所含的鳳梨蛋白酶，能夠補充體內消化酶的不足，有助於消化。

**材料**

有機葡萄果肉100公克、鳳梨150公克

**作法**

1. 鳳梨洗淨、去皮、取肉，備用。
2. 葡萄與鳳梨果肉一起放入榨汁機中，加入350 毫升開水榨汁。

**POINT**

因葡萄含糖量高，糖尿病患者應慎食，對鳳梨過敏者亦忌食。

# 蜂蜜香蕉蘋果冰沙

預防便祕

香蕉是清熱潤腸的佳果，可以促進腸蠕動，治療便祕。此外，香蕉還有養胃、潤肺、止咳、滑腸等功效，非常適合口乾舌燥、大便乾燥者。

蘋果有生津止渴、益脾止瀉、和胃降逆的功效，既能止瀉又能通便。蘋果中豐富的膳食纖維也有助於腸蠕動，清理腸道。

蜂蜜潤腸通便功效良好。這道飲品開胃利腸，很適合便祕者。

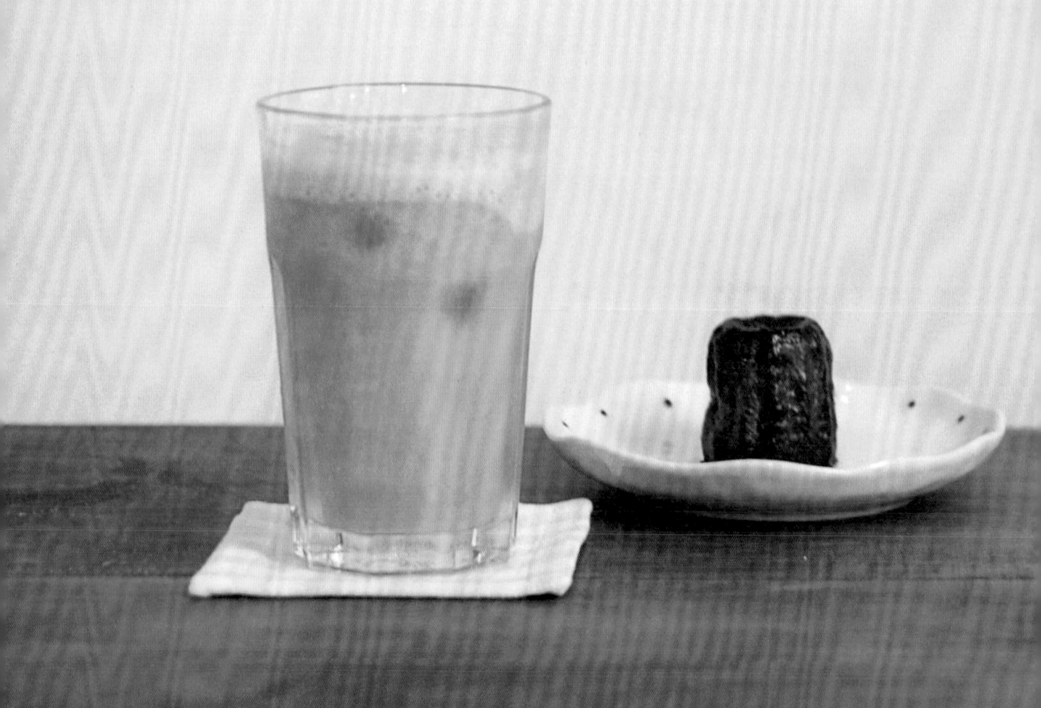

材料

香蕉100公克、有機蘋果150公克、蜂蜜1.5大匙

作法

1. 香蕉去皮、切段；蘋果洗淨、去皮、去核、切塊，備用。
2. 香蕉、蘋果與蜂蜜一起放入榨汁機中，加入200毫升開水及半杯冰塊榨汁。

POINT

香蕉性寒，虛寒者慎食；因為香蕉中鉀的含量偏高，因此慢性腎炎、腎功能不全者慎食。此外，切忌空腹飲用。

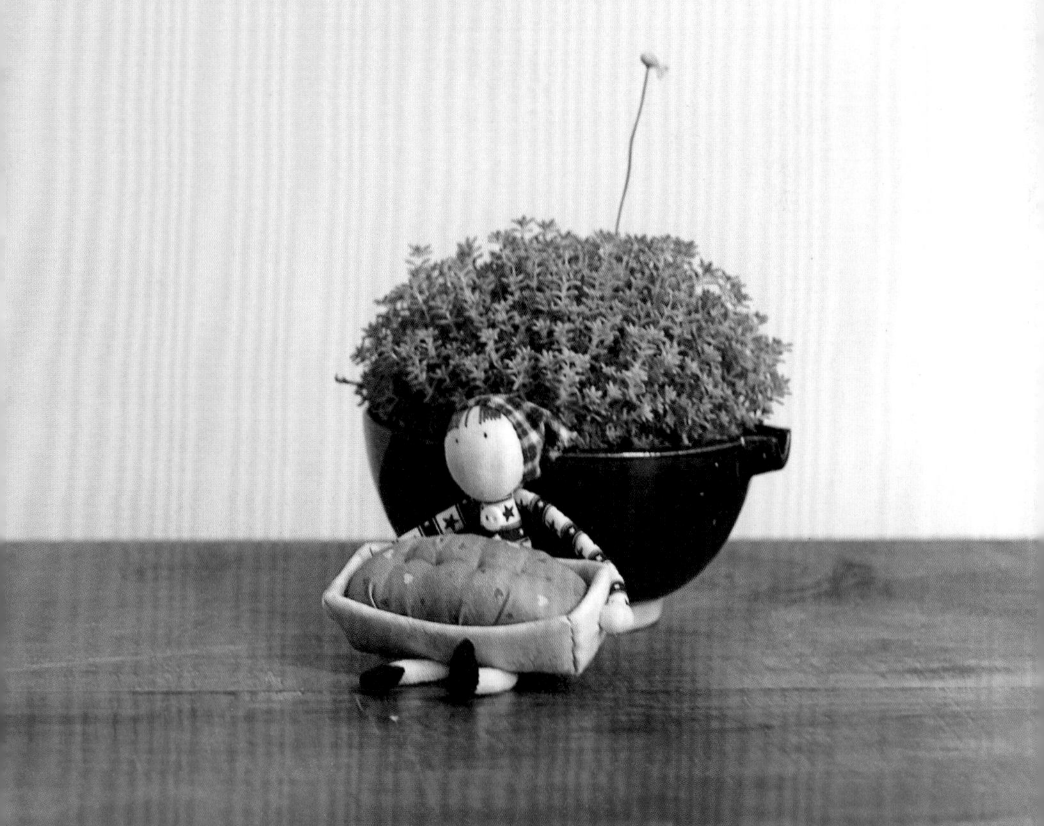

# 橘子薑汁

**健脾開胃**

生薑性溫，其味辛辣，能刺激腸胃道，增強消化能力。食用生薑後，會促使血管擴張，毛細孔張開，加速血液循環，帶走體內寒氣和濕氣，同時將病菌一併帶走，對風寒感冒也有一定療效。這就是淋雨過後，為什麼要喝一杯薑湯的原因。

橘子中含豐富營養素，有開胃理氣消脹的功效，對於消化不良、津液不足、慢性胃病均有一定功效。

**材料**

生薑5公克、橘子100公克

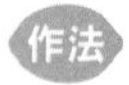

**作法**

1. 橘子去皮，以手動榨汁機榨汁；薑洗淨、切片，備用。
2. 橘子汁與薑一起放入榨汁機，加入100毫升開水榨汁。
3. 瀝去殘渣飲用。

**POINT**

體質虛寒者、孕婦及痔瘡患者應慎食。

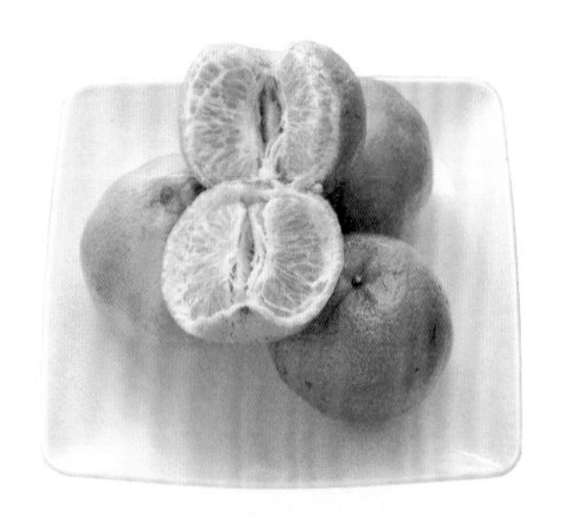

# 葡萄柚芒果汁

## 促進消化

葡萄柚微酸的口感，能夠增加消化液，提高消化功能、增進食欲。此外，其豐富的維生素C還能夠增強免疫力、抗病毒、抗感染。
芒果有益胃止嘔、解渴利尿的功效，對口渴咽乾、食欲不振、消化不良、暈眩嘔吐等都有一定攻效，尤其適合於暈船、暈車等症。

### 材料

葡萄柚100公克、有機芒果100公克

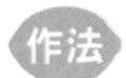


1. 葡萄柚洗淨、去皮，以手動榨汁機取汁；芒果洗淨、去皮、取肉，備用。
2. 葡萄柚汁與芒果一起放入榨汁機中，加入200毫升開水榨汁。

**POINT**

芒果過敏者及體質濕熱者應少吃或不吃；而葡萄柚會影響藥物在體內的代謝，因此服藥期間應慎食。

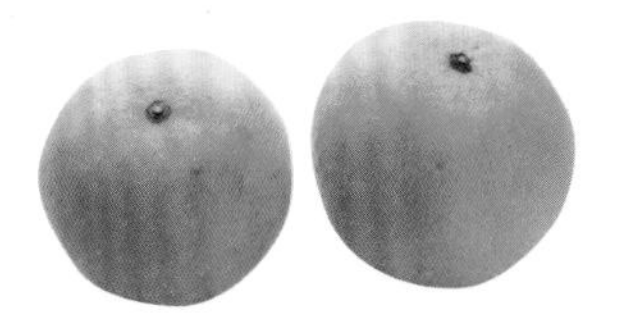

# 檸檬山楂汁

健胃消食

山楂不僅是小小的水果，還是有大大用途的「藥材」，很多助消化的藥物中都有它的身影。山楂能夠促進胃液分泌，增加胃內激素，因此有健胃消食的功效，特別是對於肉食積滯有良好的消食作用，且老少皆宜，是名副其實的「開胃果」。

檸檬極酸，有解渴除煩、助消化、健脾生津、解暑開胃的功效。無論是夏日裡胃口不佳，還是腸胃不適導致的嘔吐，檸檬都有一定緩解效果，是一個名副其實的「開胃果」。

材料

山楂果肉30公克、檸檬1顆、細砂糖20公克

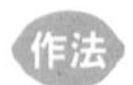

作法

1. 檸檬洗淨，切半，以手動榨汁機取汁，備用。
2. 山楂果肉與檸檬汁及細砂糖一起放入榨汁機中，加入200毫升開水榨汁。

**POINT**

山楂和檸檬都有助於開胃消食，但由於兩者都呈酸性，胃潰瘍、胃酸分泌過多、齲齒和糖尿病患者慎食；而山楂會促進宮縮，因此孕婦忌食；胃酸分泌過多者切忌空腹飲用。

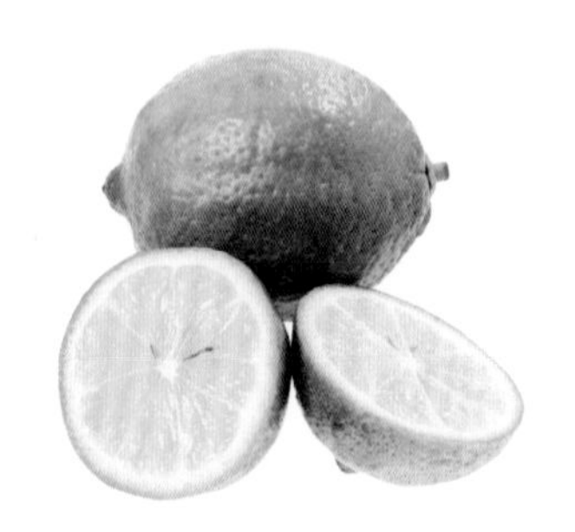

# 蜂蜜木瓜冰沙

護肝

木瓜性溫微酸，有平肝和胃、健脾消食的作用。它含有豐富的營養素：維生素C能提高肝細胞抵抗力，促進肝細胞再生、肝醣原的合成；齊墩果酸是一種具有抗炎抑菌、護肝降脂作用的物質；多種胺基酸，能夠滿足肝病患者的營養需求。另外，它還有阻止肝癌的誘生物亞硝胺的作用，可以預防肝癌。木瓜猶如肝臟的保護傘，肝臟不好的人可以把它當作「每日一果」。

蜂蜜對肝臟也有保護作用，能促使肝細胞再生，抑制脂肪肝的形成，尤其秋冬乾燥季節時。慢性肝病患者和肝功能不全者可以利用蜂蜜來改善肝功能。

**材料**

有機木瓜200公克、蜂蜜1.5大匙

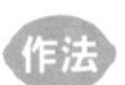


1. 木瓜洗淨、去籽、取肉，備用。【圖1】
2. 木瓜肉與蜂蜜一起放入榨汁機中，加入200毫升開水及半杯冰塊榨汁。【圖2】

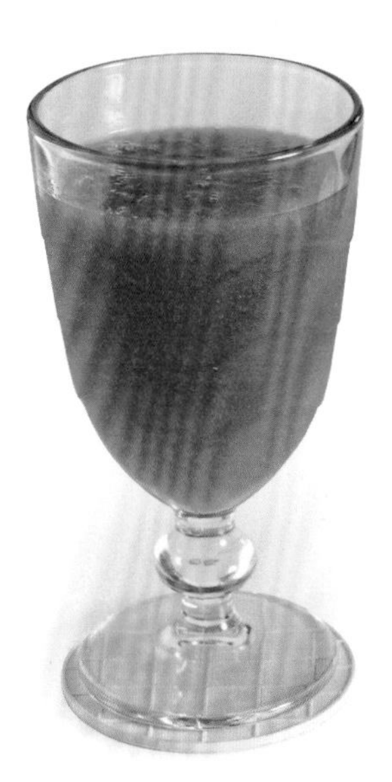

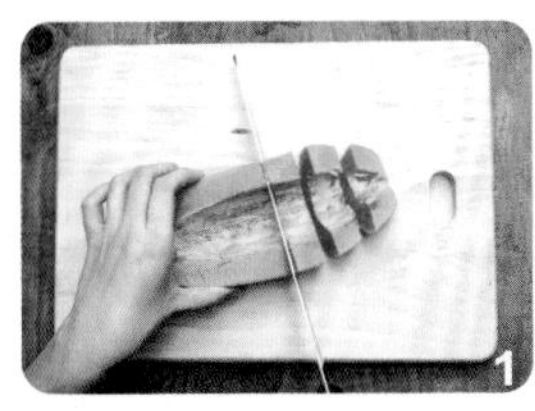


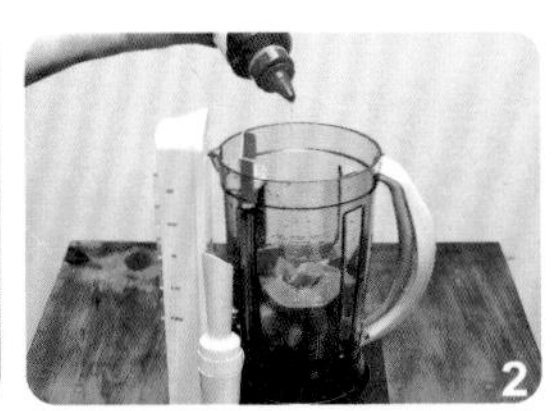

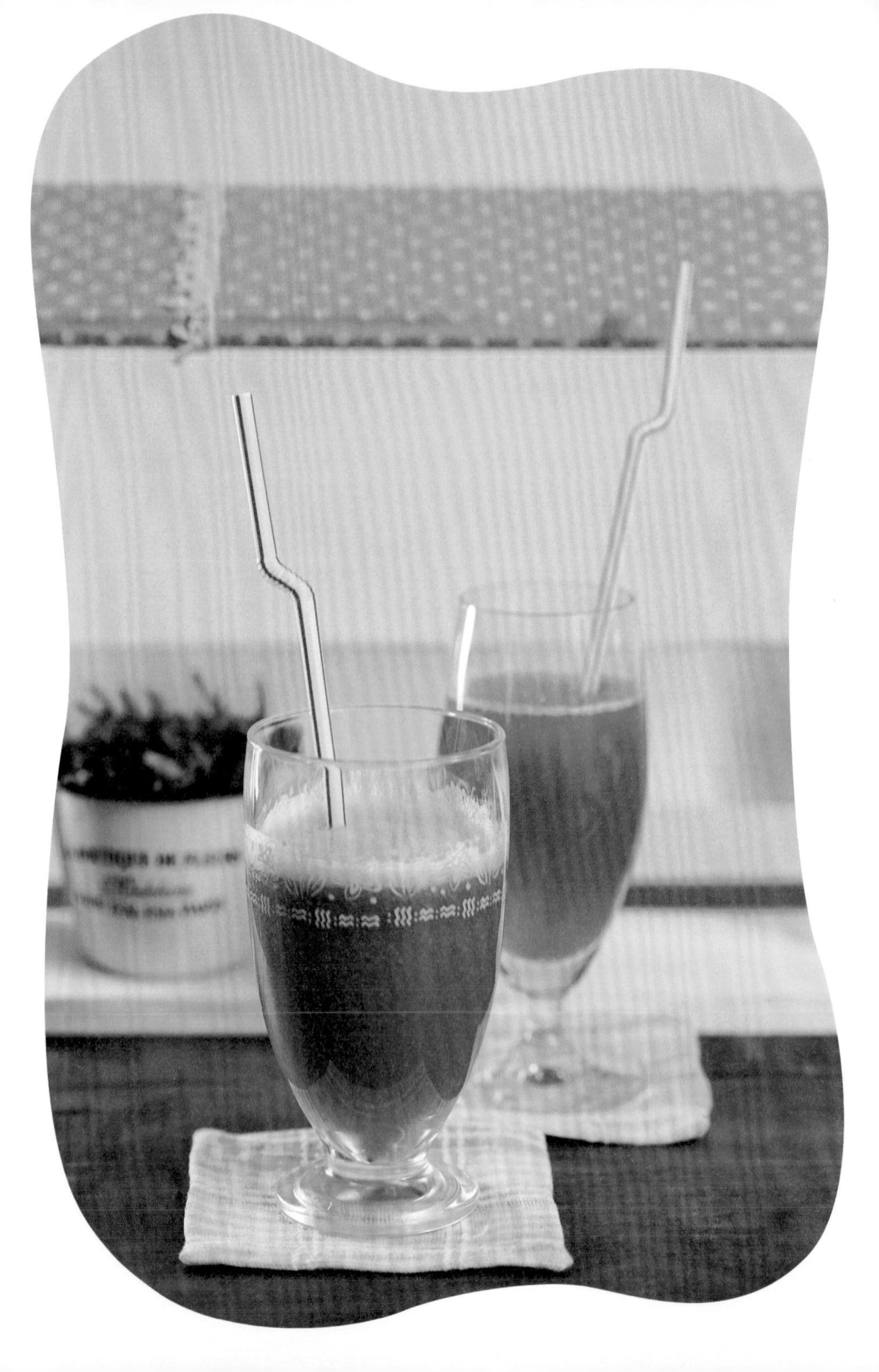

# 番茄花椰菜汁 預防胃癌

番茄能預防腸胃疾病，如食欲不佳、胃酸分泌過少等。飯後食用番茄，有助於胃酸分泌，促進消化。研究發現，番茄中的番茄紅素能顯著降低胃癌和食管癌的發病率。
花椰菜最顯著的功效就是具有防癌作用，尤其是胃癌和乳腺癌。花椰菜並供給足量的胡蘿蔔素，抑制癌前病變細胞和癌細胞的形成。另外，花椰菜還有提高免疫功能的作用，增強肝臟的解毒功能。

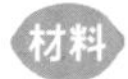


有機番茄200公克、花椰菜150公克

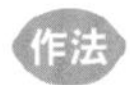


1. 番茄洗淨、去蒂，底部切十字刀，放入滾水鍋中汆燙後去皮，備用。
2. 花椰菜洗淨，放入滾水鍋中汆燙30秒，與番茄一起放入榨汁機中，加入400毫升開水榨汁。

# 蜂蜜蓮藕汁 補益肝・脾・胃・腸

蓮藕富含蛋白質、碳水化合物、粗纖維、鈣、鐵、磷及核黃素和抗壞血酸等，有益胃健脾、清熱涼血、通便止瀉、益血生肌、止血散瘀等功效。
蓮藕中含有鞣質，有健脾開胃的作用，對於食欲不振者，可增進食欲、促進消化。蜂蜜有潤腸的功效，而對胃有助益的桂花蜜、棗花蜜、柑橘蜜也能保護肝臟，促進肝細胞再生，抑制脂肪肝的形成。

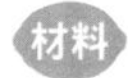


蓮藕200公克、蜂蜜3大匙

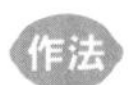


1. 蓮藕洗淨、去皮、切片，放入滾水燙熟。
2. 蓮藕、蜂蜜放入榨汁機中，加入300毫升開水榨汁。

**POINT**

蓮藕性涼，產婦不宜食用；脾胃功能低下、大便溏稀者不宜生吃，可將蓮藕汁煮熟之後放至溫涼，再加入蜂蜜調勻後飲用。

## 女性疾病

有人說女人是水做的，意指女人身體格外嬌弱。與男性相較，女性在身體和生理上更容易因壓力過大、細菌侵襲、飲食和生活習慣不當而罹患疾病。值得關注的便是女性的月經，量多與量少、經期間隔長短及經期的腰痠、經痛問題，都不容忽視。調理好月經，是女性美容養顏和抗衰老的重要課題。不妨在均衡飲食、適量運動的同時，再加上一些能調理體質的蔬果飲品。

# 蘋果鳳梨薑汁

**緩解經痛**

生薑辛辣，性微溫，有發汗解表、促進血液循環、止痛的效果。
蘋果中維生素Ａ、Ｃ、Ｅ及抗氧化劑含量十分豐富，可以補充經期所需的營養。同時，蘋果養心益氣、鎮靜安眠的功效，還可以幫助緩解經痛所引起的煩躁不安症狀。
鳳梨中含有一種鳳梨蛋白酶，能夠使肌肉放鬆，緩解經痛。鳳梨還有清熱除煩的效果，有助於緩解經期的煩躁情緒。
這道飲品食材簡便，營養豐富，適合經前或經痛時飲用。

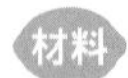


生薑15公克、有機蘋果果肉100公克、
鳳梨果肉100公克

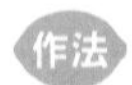


1. 薑洗淨、去皮、切片，備用。
2. 薑片、蘋果及鳳梨果肉一起放入榨汁機中，加入250毫升開水榨汁。
3. 瀝去殘渣飲用。

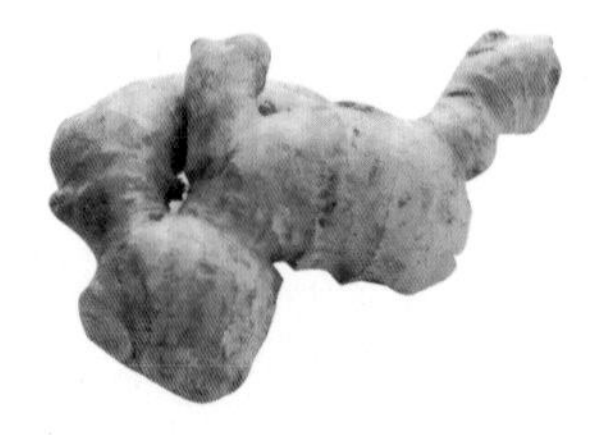

# 蜂蜜香蕉牛奶汁

**緩解經期煩躁焦慮**

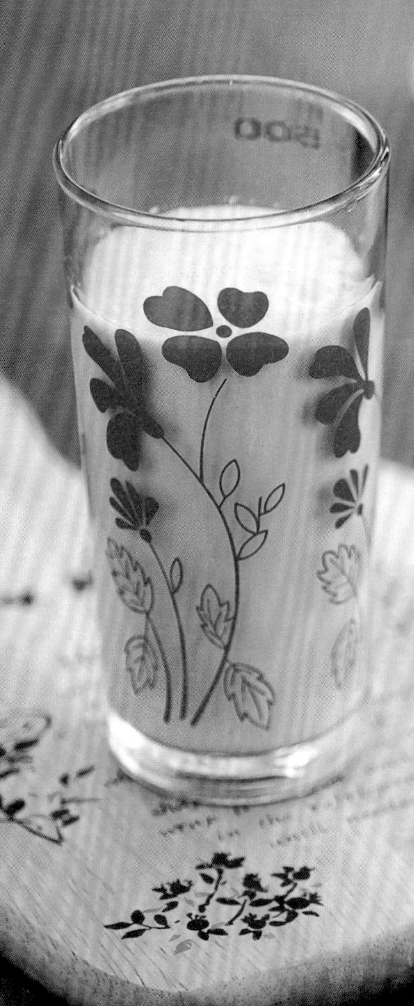

香蕉中含有豐富的維生素$B_6$，它是一種「精神安定劑」，可以緩解憂慮。女性月經期間多有煩躁不安、焦慮、失眠等症，食用香蕉，不僅可以穩定不安情緒，而且有助安眠、減輕腹痛。

牛奶可以舒緩情緒，減輕腹痛，且有防止感染、減少出血的作用。牛奶也有助於睡眠，可確保女性經期的睡眠品質。

蜂蜜中含有鎂，它對中樞神經具有鎮定作用，可緩解女性經期的煩躁不安和緊張情緒。

**材料**

香蕉150公克、牛奶200毫升、蜂蜜1.5大匙

**作法**

1. 香蕉去皮、切段，備用。
2. 香蕉與牛奶一起放入榨汁機中榨汁。
3. 將香蕉牛奶汁溫熱之後，加入蜂蜜拌勻。

**POINT**

這道飲品適合女性在經期中的睡前飲用，可緩解緊張、焦慮的情緒和經痛，有助安眠；但值得注意的是香蕉和蜂蜜都有潤腸作用，腹瀉的人不宜飲用。

# 檸檬番茄蘋果汁

消除疲勞

番茄富含維生素C、維生素B群和胡蘿蔔素。番茄中的茄紅素具有抗衰老、防癌抗癌、降低心血管疾病發病率的功效，這是因為番茄紅素具有超強的抗氧化活性，能夠清除體內自由基，對於緩解疲勞、增強抵抗力大有益處。

蘋果中含有豐富的多種維生素、礦物質、果膠、膳食纖維、多酚及黃酮類物質等，能發揮促進排泄、調節內分泌、使肌膚細膩、緩解疲乏感的作用。

檸檬中豐富的維生素C，能抑制因電腦輻射所導致的黑色素的形成。同時，其豐富的果膠、纖維素等營養素能夠清腸利便，及時排除體內有害物質，增強免疫力。

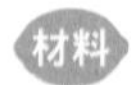


番茄80公克、有機蘋果果肉100公克、檸檬果肉50公克

作法

1. 番茄洗淨、去蒂，底部切十字刀，放入滾水鍋中汆燙後去皮，備用。
2. 番茄與蘋果果肉、檸檬果肉一起放入榨汁機中，加入250毫升開水榨汁。

POINT

不宜空腹飲用，以免刺激腸胃。

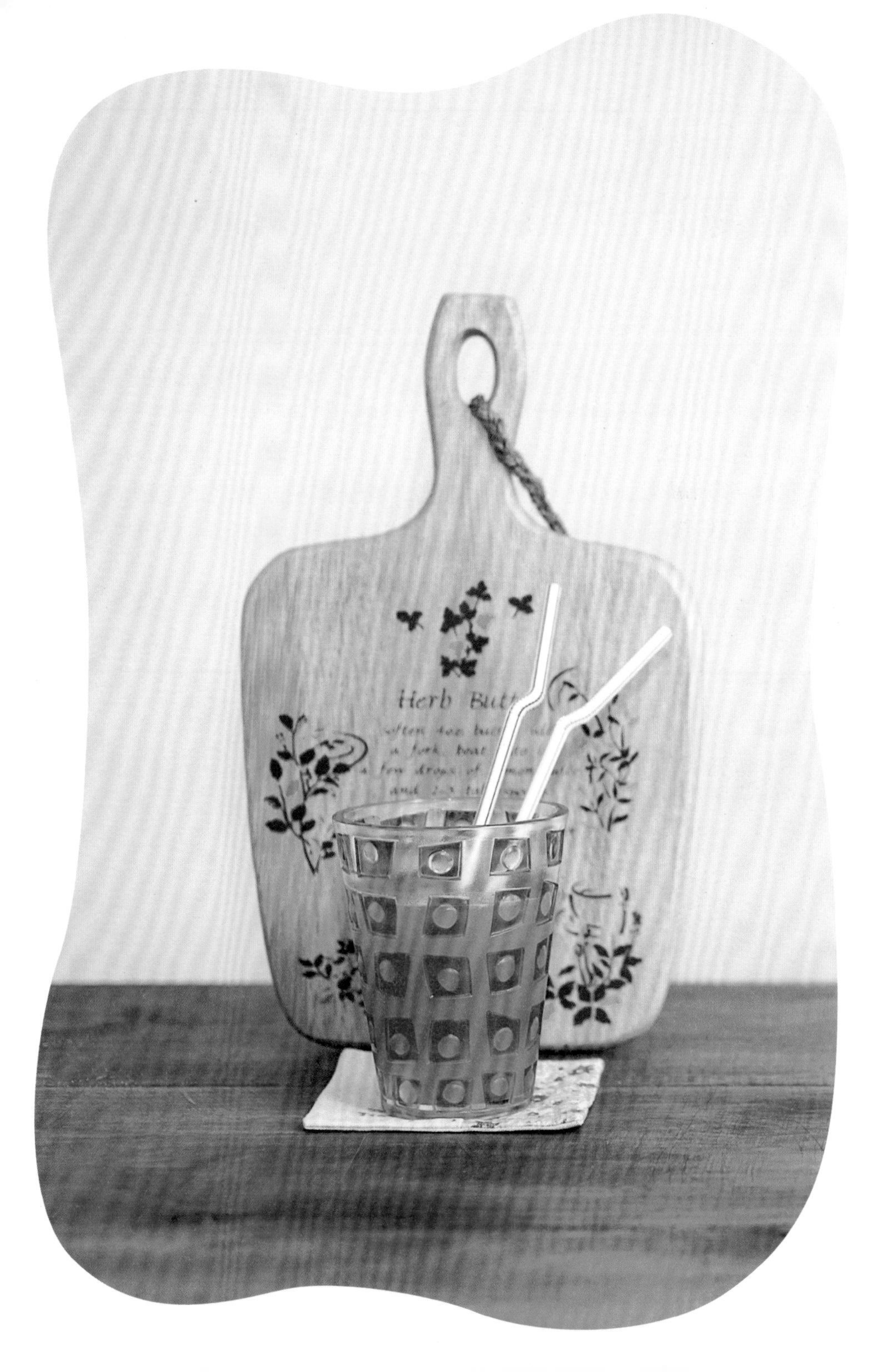

# 紅棗汁

**益氣補血**

女性經常貧血，須長期養血補氣，而紅棗是很好的補氣養血營養品。俗語說：「一日食三棗，百歲不顯老。」紅棗有補脾健胃、滋補安神的功效，許多藥膳中都會加入紅棗，正是這個作用。女性在經前和經期中常有煩躁不安的症狀，食用紅棗有助於養血安神、疏肝解鬱。這道飲品適用於氣血不足、經痛、閉經、月經不調、血虛頭痛等症的女性。此外，紅棗汁還有美容駐顏、滋補五臟、潤腸通便的功效，可謂百利而無一害。

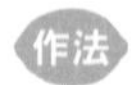


有機紅棗果肉100公克、蜂蜜1.5大匙（或紅糖10公克）

**作法**

1. 紅棗果肉及蜂蜜（或紅糖）一起放入榨汁機中，加入200毫升開水榨汁。

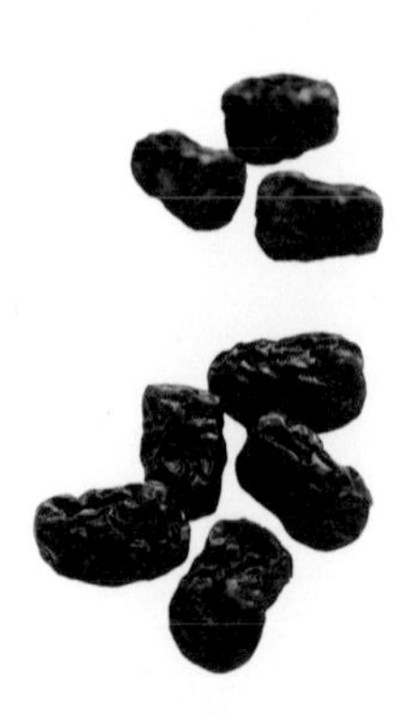

# 葡萄紅棗汁

## 緩解神經衰弱

葡萄美味可口，營養價值極高，其葡萄糖含量高達百分之十至三十，還富含多種人體所需的維生素、胺基酸和果酸類等營養素。另外，葡萄籽的抗氧化功效是維生素 C 的十八倍之多，是維生素 E 的五十多倍，因此非常適合經常熬夜的人食用，並且能延緩衰老，對緩解神經衰弱和疲勞效果良好。

紅棗具有益氣血、養心脾、安心神的功效，可以用來治療神經衰弱、健忘恍惚、驚悸怔忡等症狀，有助於安眠。

**材料**

有機葡萄連皮帶籽150公克、紅棗80公克

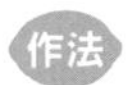


1. 葡萄連皮帶籽洗淨；紅棗去核，備用。
2. 葡萄與紅棗一起放入榨汁機中，加入250毫升開水榨汁。

**POINT**

葡萄中含糖量極高，糖尿病患者慎食；也不要一次食用過多，以免生內熱或致腹瀉。

# 櫻桃冰沙 抗貧血

櫻桃具有抗貧血、祛風濕、收澀止痛、預防麻疹、美容養顏等功效。它含豐富鐵元素，而鐵又是合成血紅蛋白、肌紅蛋白不可或缺的物質。常吃櫻桃可以補充人體造血所需的鐵質，促進血紅蛋白的再生，預防缺鐵性貧血。充足的鐵對於增強免疫力、提高智力、抗衰老及促進能量代謝都有重要作用。還可使皮膚紅潤、嫩白、祛斑、除皺，是美容的聖品。

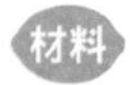


有機櫻桃200公克、細砂糖20公克

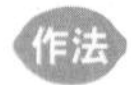


1. 櫻桃洗淨、去蒂、去籽，備用。
2. 櫻桃與細砂糖一起放入榨汁機中，加入200毫升開水及半杯冰塊榨汁。

# 蓮藕汁 預防產後出血

蓮藕中含有大量的單寧酸，它具有收縮血管的作用，因此可用來止血散瘀。蓮藕還有涼血散血的功能，對血熱妄行所引起的咯血、嘔血、便血、尿血具有一定的療效。此外，產後出血非常危險，常見的原因為子宮收縮乏力，在治療的同時食用蓮藕，可以輔助緩解出血症狀，產生止血功效。

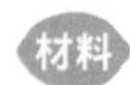


蓮藕250公克

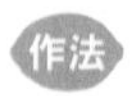


1. 蓮藕洗淨、去皮、切片，放入滾水燙熟，備用。
2. 蓮藕放入榨汁機中，加入300毫升開水榨汁。

**POINT**

這道飲品能止產後出血，一日喝三次，每次二匙。脾胃虛弱者，可將蓮藕汁溫熱之後再喝。

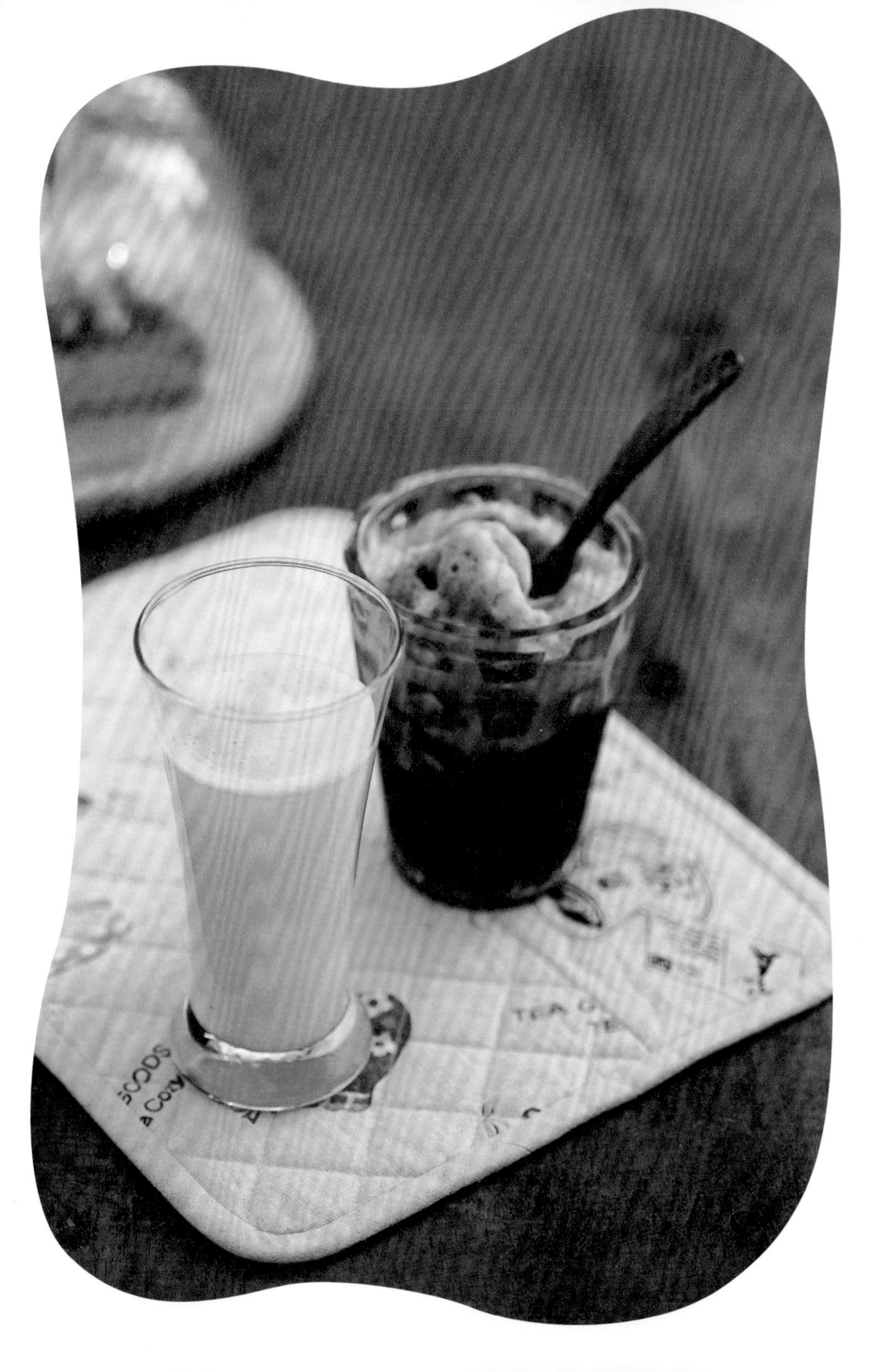

# 海帶汁

## 預防乳腺增生

海帶中含有高達百分之三至十的碘，它是人體合成甲狀腺素的主要原料。碘能夠刺激垂體前葉分泌黃體生成素，促進卵巢濾泡黃體化，降低女性體內的雌激素濃度，改善內分泌失調，恢復卵巢機能，進而有效預防和治療乳腺增生，還能夠為人體補充碘，預防如甲狀腺腫、高血壓、高血脂、心血管等疾病。同時，海帶內的膠質還能促進體內放射性物質隨大便排出。

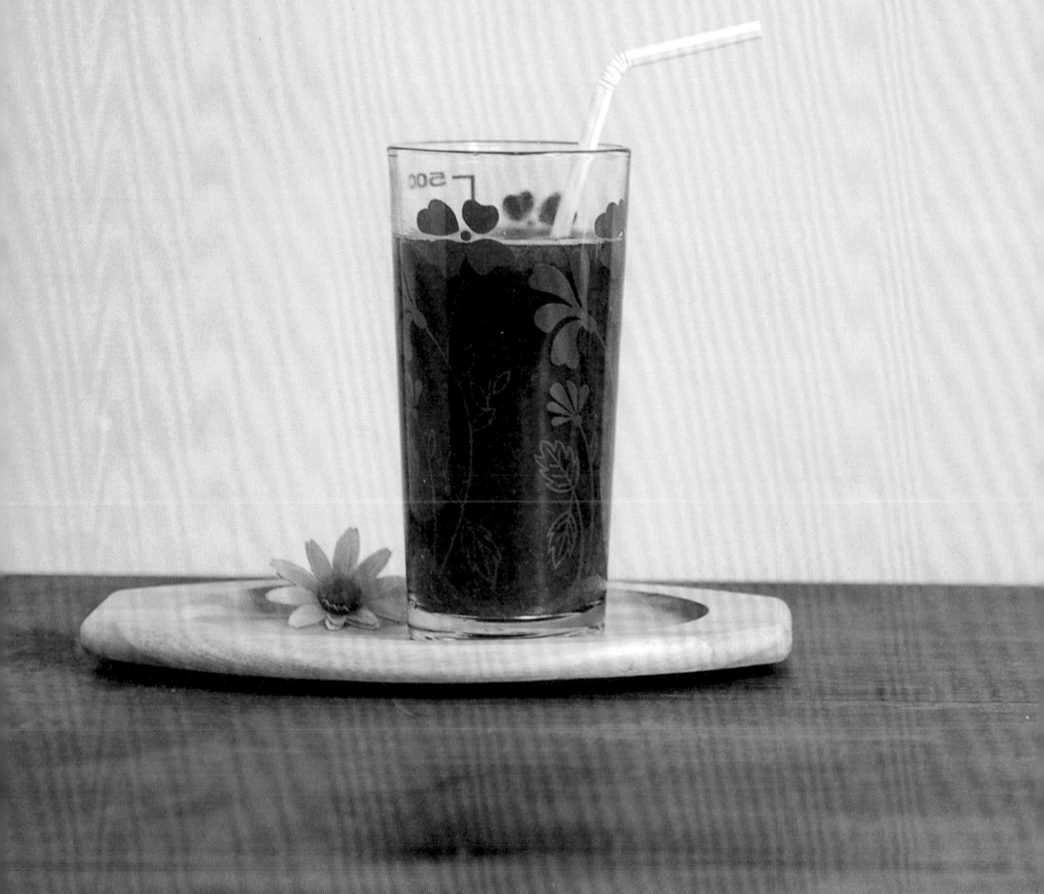

**材料**

海帶200公克

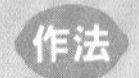


1.海帶洗淨、切絲，放入滾水燙熟備用。

2.海帶放入榨汁機中，加入250毫升開水榨汁。

**POINT**

喝完海帶汁之後，不得馬上喝茶或吃酸澀的水果，茶中的鞣酸和水果中的植物酸會阻礙體內鐵的吸收；而患有甲狀腺亢進的患者不宜食用，會加重病情；孕婦及哺乳的婦女也不宜食用，會引起胎兒或嬰幼兒的甲狀腺功能障礙。

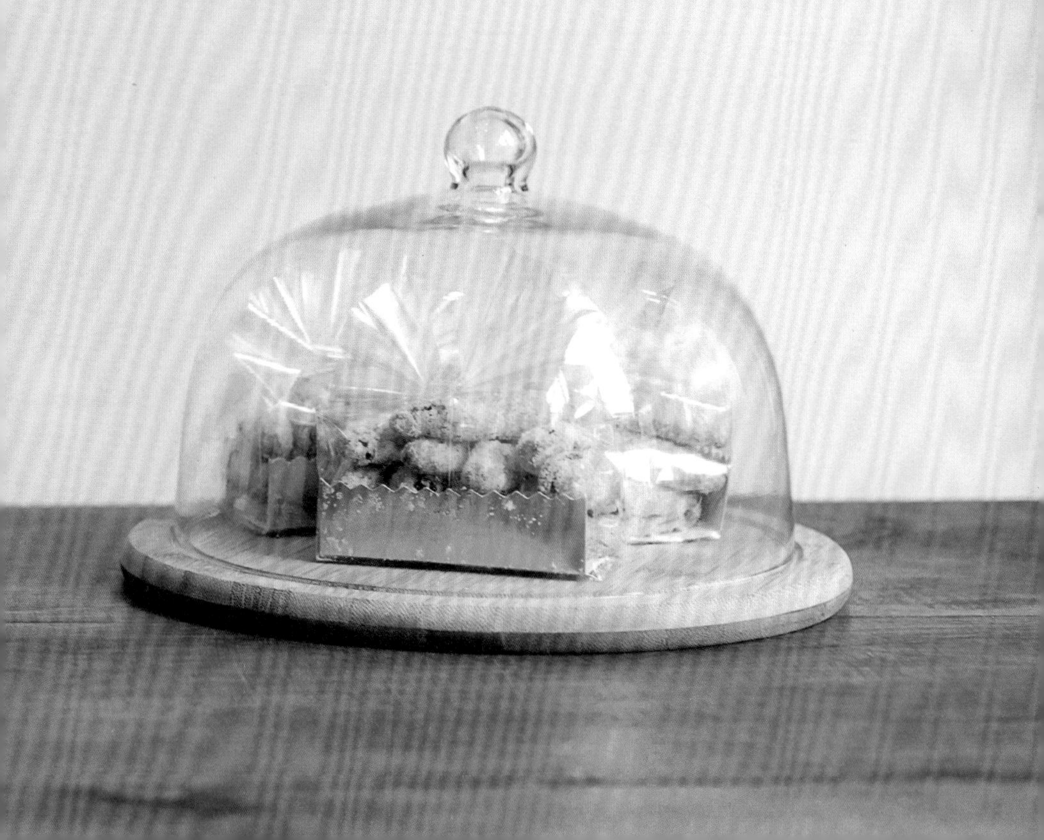

# 玉米紅豆豆漿

## 補血．利尿．消水腫

紅豆含有豐富的維生素$B_1$，不但可以幫助人體分解醣類，預防肥胖、消除肌肉疲勞，還能預防腳氣病；除此之外，紅豆含有鐵質，可以促進血液循環，改善低血壓，具有很好的補血功效。這道飲品具有良好的利尿作用，能緩解腎炎水腫、肝硬化腹水及營養不良所引起的水腫。

**材料**

有機黃豆100公克、有機紅豆100公克、玉米粒50公克、冰糖30公克

**作法**

1. 黃豆、紅豆洗淨，以清水浸泡五小時；將紅豆放入電鍋，以外鍋一杯水蒸熟，備用。
2. 以一杯紅豆和一杯半的水比例放入果汁機中，打至紅豆沒有顆粒。
3. 以一杯黃豆和一杯水的比例放入果汁機中，再加入玉米粒打至沒有顆粒。
4. 將2和3的榨汁都以濾網濾去渣滓，然後一起倒入鍋中，加入相同份量的清水，以大火煮開，一邊煮一邊以木杓攪拌。
5. 依個人喜好加入冰糖，攪拌均勻之後立即熄火，熄火後勿再攪拌，直至放涼。
6. 飲用時撈去豆漿上的豆腐皮即可。

**POINT**

由於紅豆含有豐富的鐵質，因此要避免與紅茶、咖啡一起食用，以免破壞鐵質的吸收；此外，紅豆具有利尿的功效，因此頻尿、燥熱的人不宜多食。

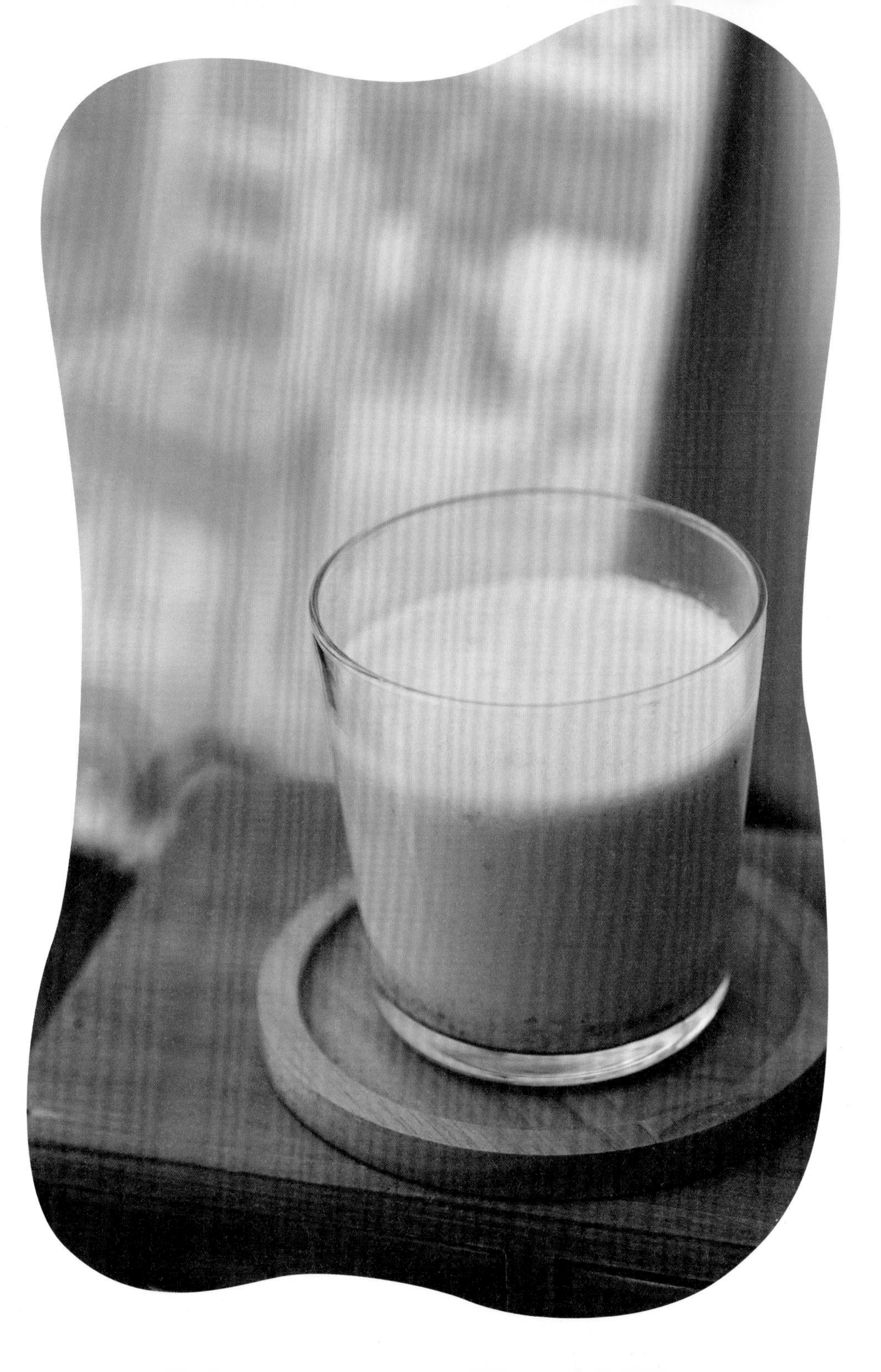

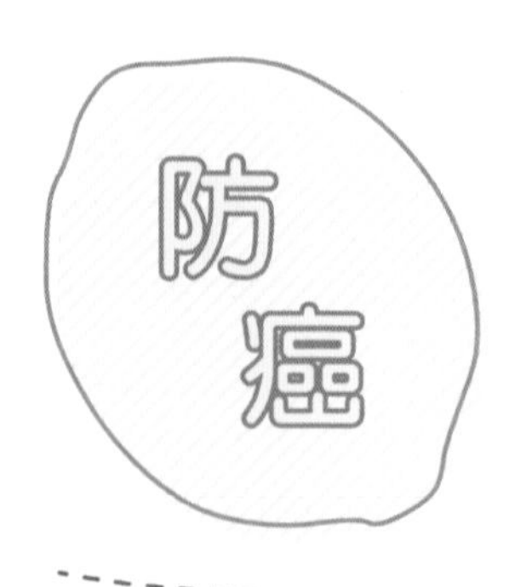


因為現代生活方式和環境的改變，使得癌症像鬼魅一般，頻頻對我們的生命發出威懾和警告。如何擺脫癌症的威脅呢？除了應當遠離菸酒、不良的生活方式，適時排遣和舒緩壓力、保持心情舒暢、遠離不良食物外，也可以利用均衡的飲食來增加身體的防癌機制。

# 辣椒胡蘿蔔薑汁 排毒・增進食欲

辣椒不僅僅是菜肴中的調味聖品，也具有防癌的功效。辣椒富含多種維生素，及鈣、鐵等礦物質和膳食纖維，還具有藥性，可以殺死癌細胞，卻不會傷害健康的細胞。研究發現，紅色表皮的水果和蔬菜，如紅辣椒，具有抗乳腺癌的功效。

生薑能促進消化、增進食欲、保護脾胃，進而增強身體的免疫力和抗病能力，降低罹癌的機率。此外，生薑中的薑辣素和二苯基庚烷類化合物是強效的抗氧化劑，能夠清除體內自由基，抑制腫瘤的生長。

胡蘿蔔中的胡蘿蔔素會轉變成維生素Ａ，能預防上皮細胞癌變。胡蘿蔔中的木質素、葉酸、維生素Ｂ群，也能提高身體免疫機制。

**材料**

有機胡蘿蔔200公克、生薑10公克、紅辣椒20公克

**作法**

1. 胡蘿蔔洗淨、去皮、切塊；生薑洗淨、去皮、切片；辣椒洗淨、去蒂、切片，備用。
2. 胡蘿蔔、生薑、辣椒一起放入榨汁機中，加入300毫升開水榨汁。
3. 瀝去殘渣飲用。

## 奇異果鳳梨蘋果汁 防癌・補充營養

奇異果中維生素C的含量居水果首位，而維生素C是強效抗氧化劑，能夠有效阻止致癌物質亞硝胺在人體內形成。奇異果中還含有一種叫做穀胱甘肽的成分，是一種抗突變物質，能夠抑制癌症基因的突變，預防肝癌、肺癌、前列腺癌、皮膚癌等多種癌細胞的生成。此外，奇異果還能透過保護細胞間質屏障，清除吃進體內的致癌物質，癌症患者化療後食用能夠延長生存期。

鳳梨中含有兩種與預防癌症有關的分子，一種分子可以刺激人體免疫系統殺死癌細胞，另一種分子可以抑制癌細胞的生長。鳳梨還有清理腸道的功能，預防便祕，進而降低罹癌風險。

蘋果中含有多種與抗癌相關的營養物質，其中果膠可以清除腸胃中的細菌，破壞癌細胞生長所必需的酶，降低罹患腸癌的風險。此外，蘋果所含的多種維生素和礦物質也能增強身體的抵抗力。

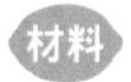
材料

有機奇異果果肉150公克、鳳梨果肉100公克、蘋果200公克

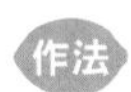
作法

1. 蘋果洗淨、去皮、去核，備用。
2. 奇異果果肉、鳳梨果肉、蘋果一起放入榨汁機中，加入500毫升開水榨汁。

**POINT**

患有潰瘍、腎臟病、凝血功能障礙的人應慎食鳳梨；罹患脾虛便溏、瘧疾、慢性胃炎、經痛、閉經的人不宜食用奇異果。

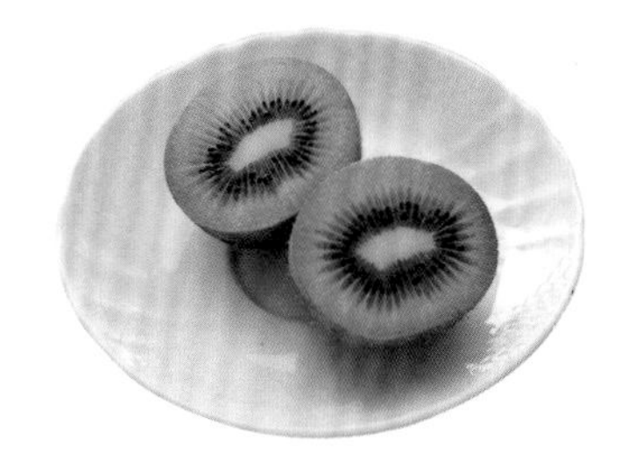

# 柳丁鳳梨汁

清理腸胃・防癌

柳丁中含有豐富的維生素C，其抗氧化作用、消除體內自由基和阻斷致癌物質二甲基亞硝胺的生成作用十分明顯。常吃柳丁，可降低罹患食道癌和胃癌的危險。柳丁中豐富的果糖，還能夠迅速補充體力。

鳳梨中的蛋白質分解酵素可以分解蛋白質，幫助消化，尤其適合常吃肉類及油膩食物的人。鳳梨中豐富的膳食纖維，可有效清理腸胃，對預防癌症大有益處。

**材料**

有機柳丁（連皮帶肉或只是果肉）300公克、鳳梨200公克

**作法**

1. 鳳梨去皮、切塊；柳丁以手動榨汁機榨汁備用。
2. 柳丁汁與鳳梨一起放入榨汁中，加入600毫升開水榨汁。

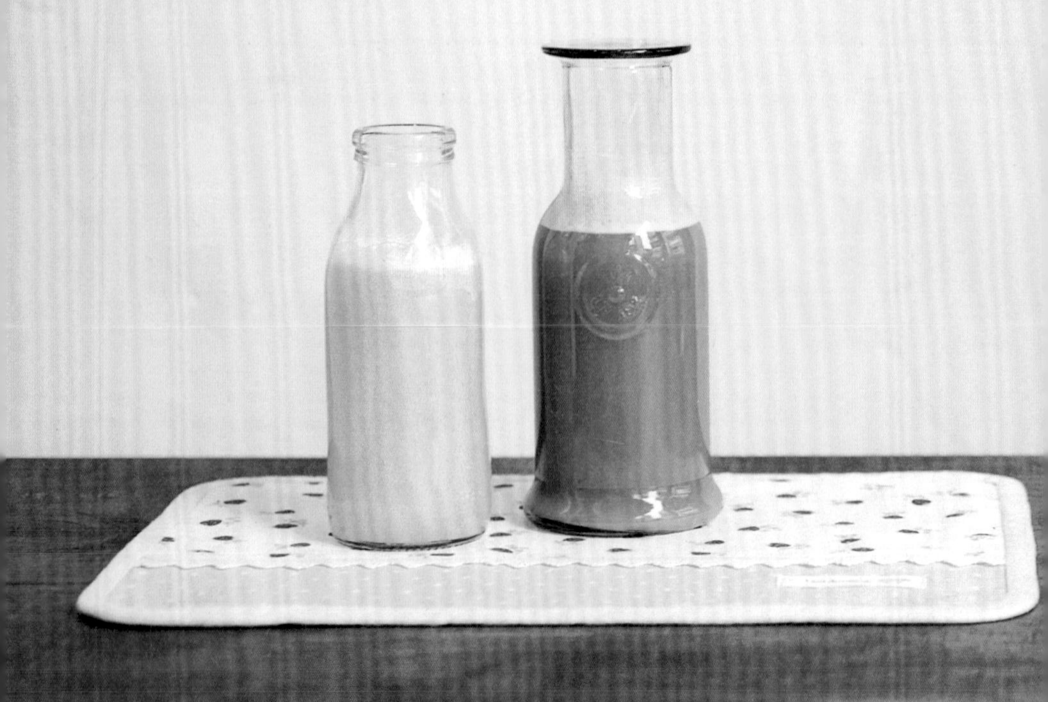

# 花椰菜高麗菜汁

防癌・補充營養

花椰菜是極富營養的蔬菜，具有良好的防癌抗癌功效，尤其是胃癌和乳腺癌。研究稱，胃癌患者胃液中維生素C的含量顯著低於正常人，花椰菜可以為人體補充維生素C、硒及胡蘿蔔素，抑制腫瘤的生長，預防癌變。花椰菜中還含有多種吲哚衍生物，能降低體內雌激素濃度，有效預防乳腺癌；其萃取物蘿蔔子素，能夠提高致癌物質解毒酶活性，產生抗癌作用。

高麗菜在抗癌蔬菜中排行第五，其豐富的維生素C和纖維素含量，能夠提高人體免疫力，預防感冒。高麗菜還能產生一種叫硫氰酸鹽的物質，可以提高人體自身解毒功能，幫助人體抵抗諸如肺癌、腸癌、乳腺癌等癌症。

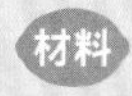


花椰菜200公克、有機高麗菜200公克

作法

1. 花椰菜洗淨、切朵，放入滾水鍋中汆燙30秒，取出，備用。
2. 高麗菜洗淨、切片，與花椰菜一起放入榨汁機中，加入500毫升開水榨汁。

POINT

有研究發現，生高麗菜抗癌症效果較好，所以最好生飲。一天一杯花椰菜高麗菜汁，就能幫助清理腸道，增強抵抗力，遠離可怕的癌症，尤其是乳腺癌和腸癌。

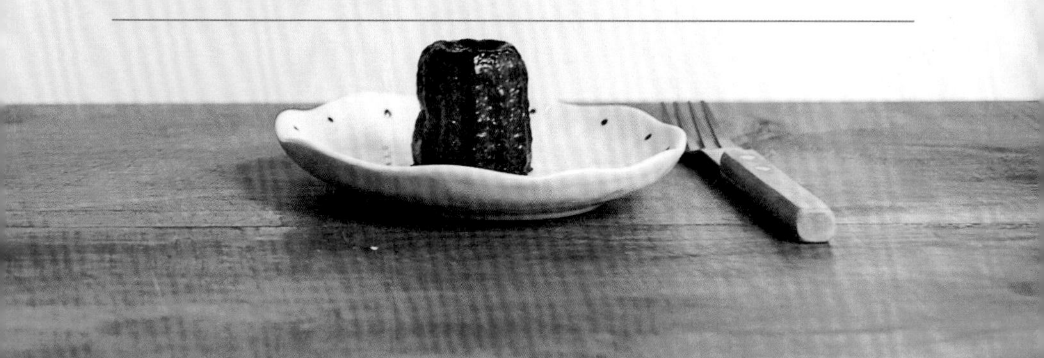

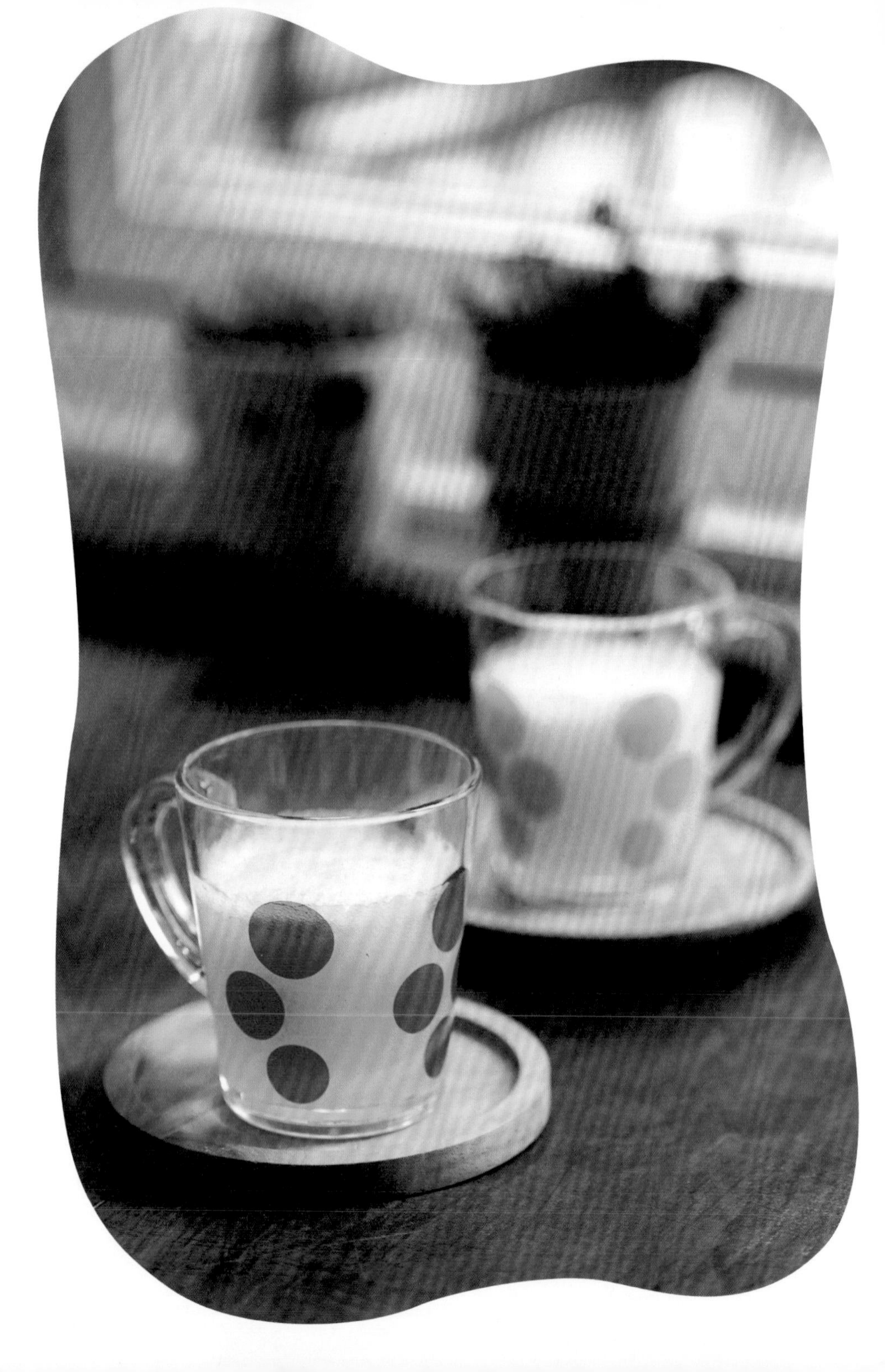

# 哈密瓜牛奶汁 抗癌・增強免疫力

哈密瓜含有豐富的葉黃素和玉米黃素，兩者都是非常有效的抗氧化劑，能夠抵抗對細胞造成傷害的自由基，達到抗癌的功效。此外，這種抗氧化劑還能夠增強細胞防曬力，減少皮膚黑色素的形成。
牛奶中富含鈣、乳鐵蛋白、維生素、共軛亞油酸等營養物質，而共軛亞油酸是一種強效的抗癌物質，可清除體內自由基，提高細胞中抗氧化酶活性，維持人體氧化系統和抗氧化系統的平衡，發揮抗癌作用。

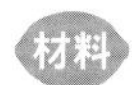


有機哈密瓜果肉150公克、牛奶200毫升

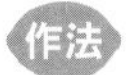


哈密瓜果肉與牛奶一起放入榨汁機中榨汁。

POINT

這道飲品應立即飲用，不宜久放。此外，哈密瓜含糖量較多，糖尿病人慎食；此外，患有黃疸、腹脹、便溏、腳氣病、寒性咳嗽者及病後、產後的人慎食。

# 蘿蔔冬瓜汁 防癌・清熱生津

蘿蔔中含有大量膳食纖維、多種維生素、礦物質及雙鏈核醣核酸等營養素，其中一種物質叫做纖維木質素，它可以提高巨噬細胞吞噬細胞、壞死細胞和異物的功能，增強身體抗癌能力。另外，蘿蔔中的醣化酵素還能夠分解亞硝胺這種致癌物質，抑制癌細胞生長。

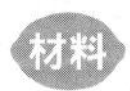


有機白蘿蔔150公克、冬瓜150公克

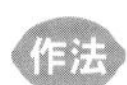


1. 白蘿蔔洗淨、去皮；冬瓜洗淨、切塊，與白蘿蔔分別放入滾水鍋汆燙30秒，備用。
2. 白蘿蔔與冬瓜一起放入榨汁機中，加入350毫升開水榨汁。

POINT

脾胃虛寒、胃炎、胃潰瘍、單純甲狀腺腫、先兆流產、子宮脫垂者不宜吃蘿蔔；脾胃虛寒、腎臟虛寒、久病滑泄、陽虛肢冷者不宜吃冬瓜。

# 蘋果綠茶冰沙

**防癌・美容養顏**

蘋果中含有一種重要成分，名為「多酚」。蘋果多酚具有抗氧化和防止維生素流失的作用，重要的是能夠抑制癌細胞的增殖，降低結腸癌的發病率。

茶葉是天然的抗氧化劑，可有效對抗體內自由基，因此具有抗衰老、抗突變、防癌抗癌、殺菌的功效。綠茶中含有抑制癌細胞生長所必需的尿激酶成分，而茶多酚成分能夠阻斷致癌物質亞硝酸胺在體內的合成，對胃癌、腸癌等有預防和輔助治療的功效。

這道飲品口感好，對防癌抗癌、防輻射、美容養顏、降脂、助消化、醒腦提神皆有一定功效。

**材料**

有機蘋果200公克、綠茶150毫升

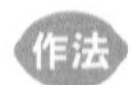


1.蘋果洗淨、去皮、去核、切塊，備用。
2.蘋果與綠茶一起放入榨汁機中，加入半杯冰塊榨汁。

**POINT**

腎功能不全、發熱、神經衰弱、心血管疾病、消化道潰瘍、長期便祕患者及兒童不宜飲用綠茶。

# 木瓜汁

抗癌

木瓜中含有一種天然的抗癌成分，叫做「木瓜酵素」；而木瓜鹼是木瓜獨有的營養素，對淋巴性白血病有強烈的抗癌活性。

材料

有機木瓜300公克

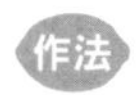

作法

1. 木瓜洗淨、去籽、去皮、切塊，備用。
2. 木瓜與350毫升開水一起榨汁。

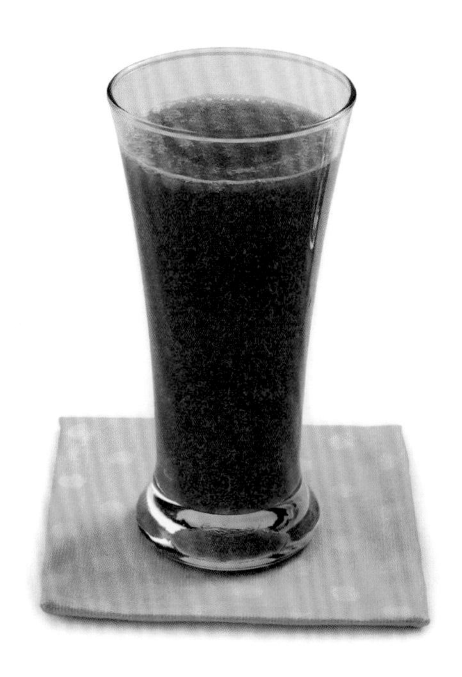

# 青椒西芹油菜汁

潤腸・促進新陳代謝

青椒含有大量維生素Ｃ及辣椒素，具抗氧化劑的能力，能妨礙變異細胞的新陳代謝，降低細胞癌變的機率。

西芹富含膳食纖維，經腸內消化作用，會產生木質素或腸內脂物質，它們是強效的抗氧化劑。它還能夠加快糞便在腸內的運轉，使腸黏膜與致癌物質接觸的時間縮短，進而預防結腸癌的發生。

油菜中的植物激素能夠促進人體酶的形成，吸附和排斥體內的致癌物質。油菜中還含有大量的膳食纖維，能夠促進腸蠕動。這道飲品適合新陳代謝功能較差的老年人。

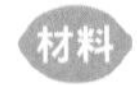



青椒50公克、有機西芹150公克、有機油菜150公克

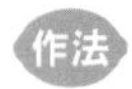



1. 青椒洗淨、切塊；油菜洗淨，與青椒一起放入滾水汆燙30秒，備用。
2. 青椒、西芹、油菜一起放入榨汁機中，加入400毫升開水榨汁。

POINT

患有眼疾、食道炎、胃腸炎、胃潰瘍、痔瘡等人士忌食青椒；脾胃虛寒、腸滑不固、血壓偏低者應少吃芹菜。

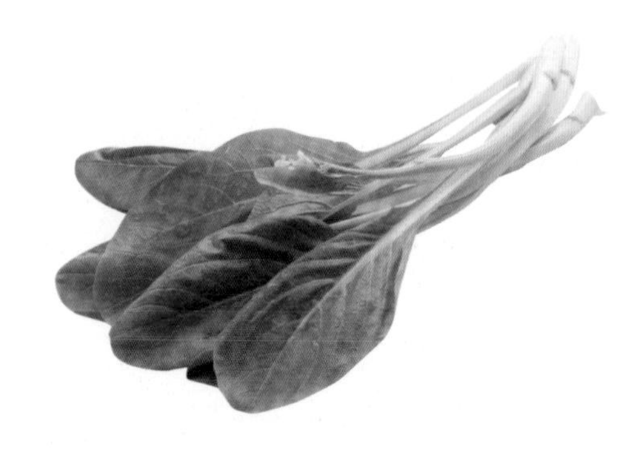

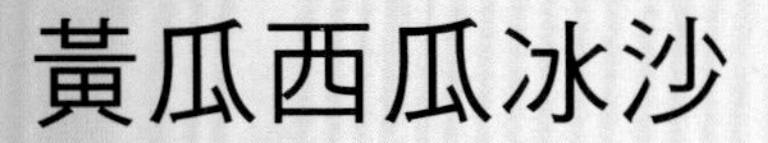

# 黃瓜西瓜冰沙

消暑解渴・防癌

黃瓜中含有葫蘆素C，它有提高人體免疫力、抗腫瘤的作用，還可以治療慢性肝炎和遷延性肝炎，對於原發性肝癌患者有輔助治療作用。黃瓜中還含有黃瓜酶，能夠有效促進人體新陳代謝，使體內腐敗物質加速排出，降低罹癌的機率。

西瓜中含有枸杞鹼，可抑制癌細胞繁殖和腫瘤的形成；其所含的配醣體可促進體內T淋巴球和去活化巨噬細胞產生抗體，抑制癌細胞生長；黃心西瓜中還含有胡蘿蔔素，能促使癌細胞進行良性分化。

**材料**

有機黃瓜200公克、西瓜果肉200公克

**作法**

1. 黃瓜洗淨、切塊，備用。
2. 黃瓜與西瓜果肉一起放入榨汁機中，加入400毫升開水及半杯冰塊榨汁。

**POINT**

黃瓜和西瓜都屬涼性，脾胃虛弱者慎食或少食。

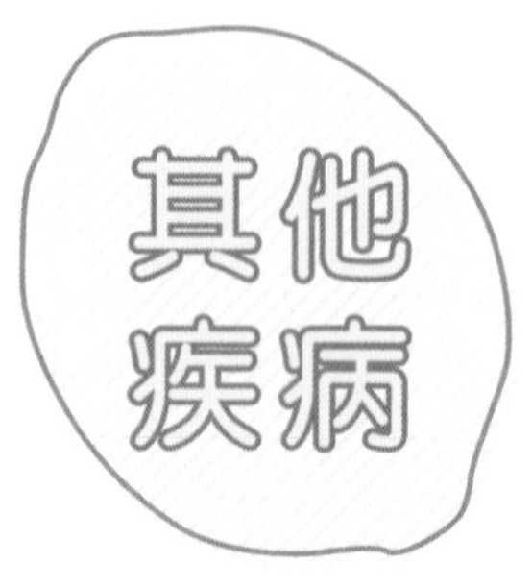


很多人對於一些其他常見的疾病，除了以藥物治療之外，似乎束手無策。其實，很多疾病是日積月累而來，所以並不是一朝一夕便能夠去除，所謂「病來如山倒，病走如抽絲」便是這個道理。在用藥物治療疾病的同時，不妨搭配一些蔬果飲品，既有補充營養、增強抵抗力的作用，又能夠針對病症進行輔助治療，小小蔬果便有「治病」功效。

## 芒果汁 止吐・止咳

芒果有清腸、益胃止吐和止暈的功效，對於暈車、暈船、眩暈症、梅尼爾氏症候群、高血壓眩暈及孕婦的嘔吐症狀，都有一定功效。芒果中含有的芒果苷還有祛痰止咳的功效，對於氣喘、咳嗽、痰多等症有輔助治療的作用。此外，芒果的維生素C含量十分豐富，可以補充體內維生素C，增強免疫力。

材料

愛文芒果300公克

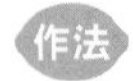


1. 芒果洗淨、去皮、取肉，備用。
2. 芒果與350毫升開水一起榨汁。

**POINT**

皮膚病患者慎食；芒果有止血功效，經期婦女慎食；對芒果過敏者應慎食。

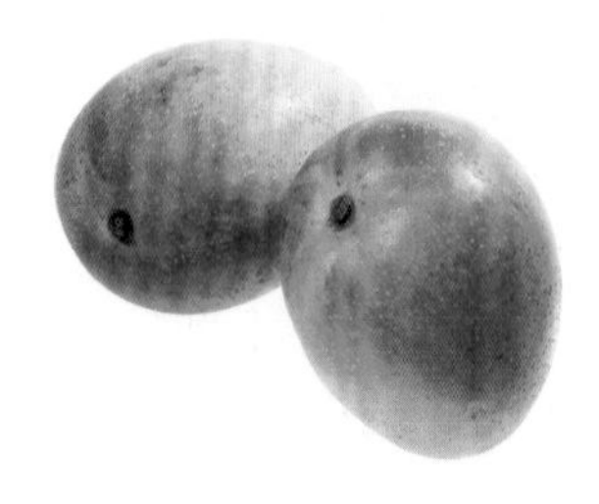

# 胡蘿蔔柳丁冰沙

**消除炎症・幫助細胞再生**

研究發現，胡蘿蔔中所含的胡蘿蔔素、雙歧因子、核酸物質等有效成分，可以保護腸黏膜，使腸道內的益菌增生。而對於因長期熬夜、超負荷工作及喝酒而肝臟功能欠佳的人來說，胡蘿蔔素轉化成的維生素A可以幫助肝細胞修復。

柳丁屬柑橘類水果，其抗氧化物質含量名列前茅，其所含的黃酮類物質具有抗炎症、強化血管的作用。柳丁中幾乎包含了水果類的所有營養成分，因此能增強抵抗力，促進病體恢復、加速傷口癒合。

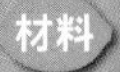


有機胡蘿蔔150公克、柳丁果肉150公克

**作法**

1. 胡蘿蔔洗淨、去皮、切塊，備用。
2. 胡蘿蔔與柳丁果肉一起放入榨汁機中，加入300毫升開水及半杯冰塊榨汁。

**POINT**

值得注意的是，肝陰不足的人不適宜多吃柳丁，容易傷肝氣。

# 櫻桃汁

緩解痛風

櫻桃中含有醣、維生素C、維生素E、檸檬酸、酒石酸、胡蘿蔔素、鈣、鐵、磷等其他水果共同含有的多種營養素，也含有花青素、花色素和紅色素等，這些都是有效的抗氧化劑，有助於促進血液循環和尿酸的排泄，產生止痛、消炎、消腫的效果，對肌肉痠痛和發炎尤其有效。食用櫻桃，可以促進尿酸排泄，對於痛風和高尿酸的症狀具有緩解和消除作用。

**材料**

有機櫻桃果肉250公克

**作法**

櫻桃果肉250公克放入榨汁機中，加入300毫升開水榨汁。

**POINT**

櫻桃性溫熱，熱性病及虛熱咳嗽者忌食；有潰瘍症狀者、高血鉀患者、糖尿病患者、上火者應慎食。

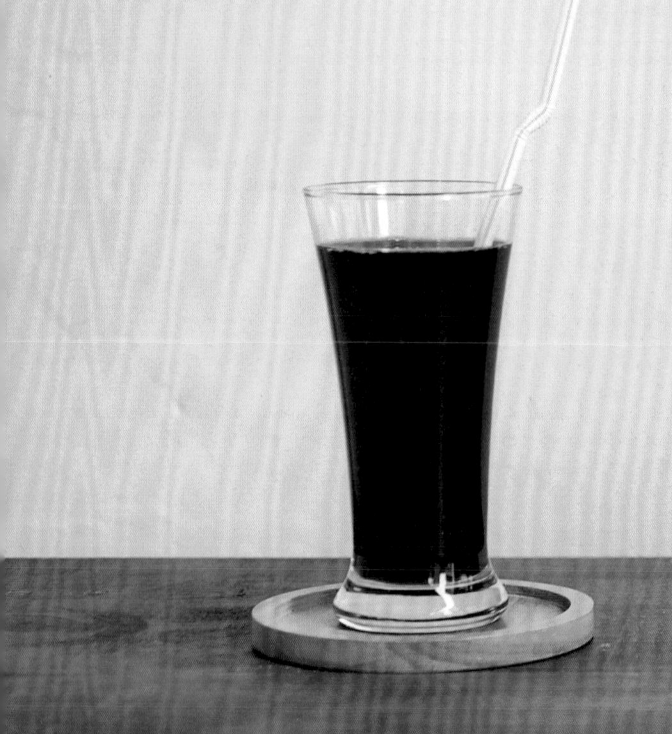

# 水梨胡蘿蔔汁　清熱去火

水梨含有大量水分，維生素C、果膠、醣類等營養素很豐富，具有生津止渴、清熱潤燥等功效，對於口乾、煩躁、熱咳、眼紅腫痛等「上火」症狀具有緩解作用。

胡蘿蔔還具有益肝明目、利膈寬腸、健脾、降醣、降脂及增強免疫力的功效。

**POINT**

水梨性寒，脾胃虛寒者慎食；水梨含糖分較多，糖尿病患者應慎食。

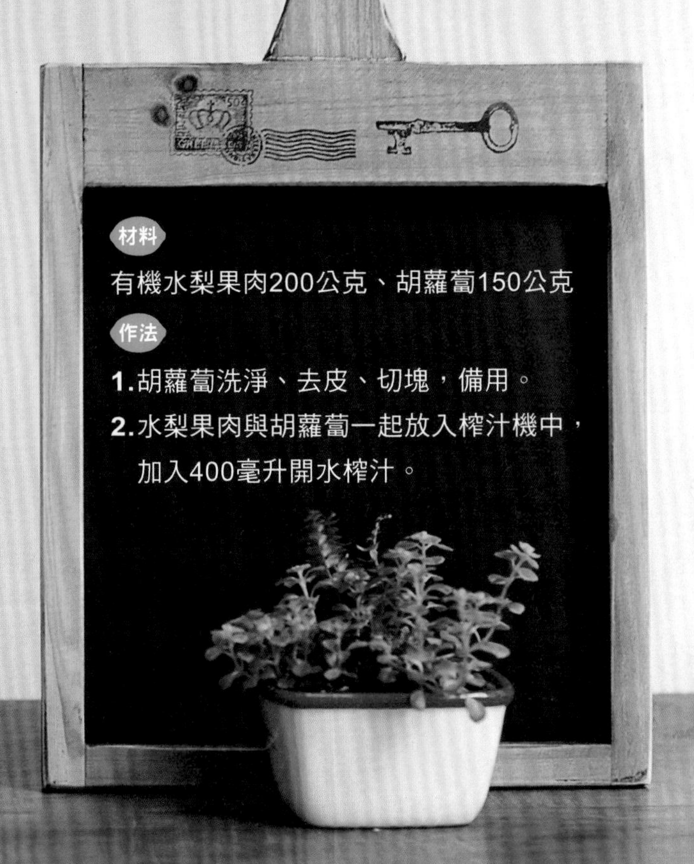

**材料**

有機水梨果肉200公克、胡蘿蔔150公克

**作法**

1. 胡蘿蔔洗淨、去皮、切塊，備用。
2. 水梨果肉與胡蘿蔔一起放入榨汁機中，加入400毫升開水榨汁。

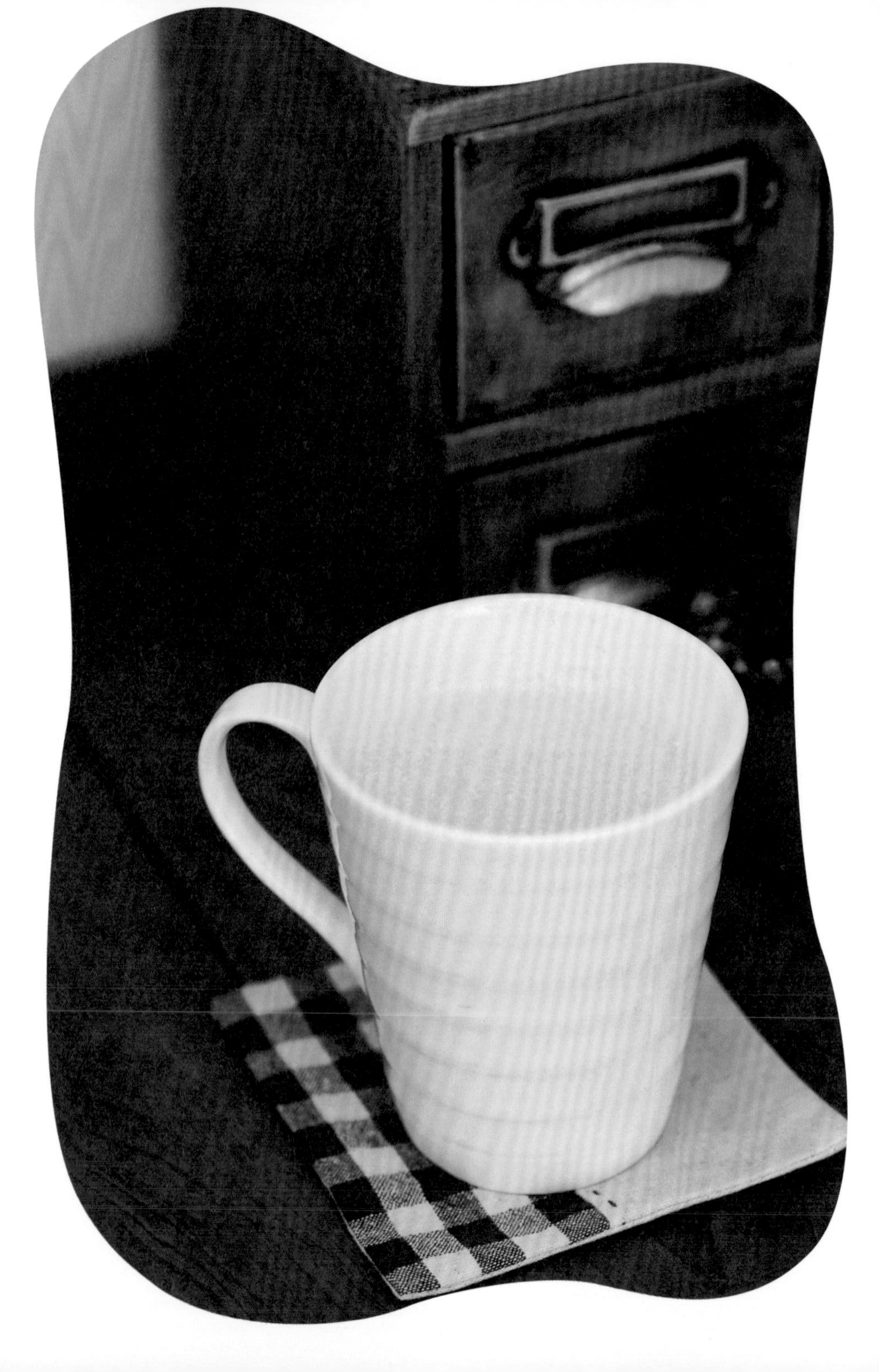

# 南瓜豆漿

## 預防前列腺疾病

南瓜性溫，入脾、胃二經，有益氣潤肺、驅蟲解毒、化痰排膿、治咳止喘、通便利尿的功效。研究發現，南瓜籽中含有的脂類物質，對泌尿系統疾病，尤其是對前列腺增生有一定療效，能預防前列腺癌。
豆漿是一種高蛋白的營養品，常喝豆漿，還可以預防骨質疏鬆，緩解更年期症狀。

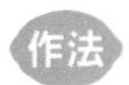

有機南瓜150公克、南瓜籽30公克、黃豆200公克、冰糖適量

作法

1. 南瓜洗淨、去皮、切塊，放入電鍋中蒸熟；南瓜籽曬乾後去殼，備用。
2. 黃豆洗淨，以清水浸泡五小時，以一杯黃豆和一杯水的比例放入果汁機中，再放入南瓜及南瓜籽打至沒有顆粒。
3. 以濾網濾去渣滓，留下生豆漿，倒入鍋中，加入相同份量的清水，以大火煮開，一邊煮一邊攪拌。
4. 依個人喜好加入冰糖，攪拌均勻之後立即熄火，熄火後勿再攪拌，直至放涼。
5. 飲用時撈去豆漿上的豆腐皮即可。

POINT

南瓜性溫，胃熱者慎食；南瓜易壅滯，氣滯中滿者應慎食。

# 葡萄冰沙

## 緩解低血糖

當人體出現低血糖情況時，會呈現臉色蒼白、四肢發冷、頭暈、噁心、冒冷汗及心悸等症狀，這時需要補充葡萄糖，否則會有驚厥或昏迷的危險。葡萄中含有高達百分之十至三十的糖分，其中主要是葡萄糖，可以被人體迅速吸收。飲用一杯葡萄汁，能及時為人體補充血糖，維持身體機能的正常運轉。葡萄汁還可以應用於頭暈、焦慮、腦貧血（缺血性暈眩）等症的食療，也能有效對抗病毒。

### 材料

有機葡萄300公克、細砂糖20公克

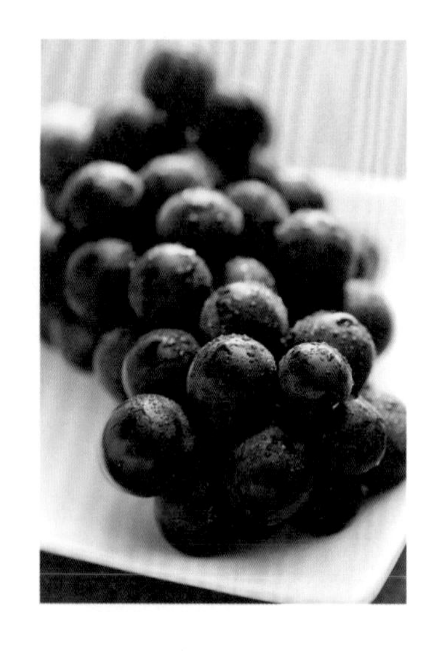

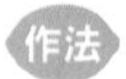


1. 葡萄洗淨、去皮（也可不去果皮，葡萄皮有抗癌的功效），備用。
2. 葡萄、細砂糖放入榨汁機中，加入200毫升開水及半杯冰塊榨汁。

**POINT**

葡萄中含糖量極高，糖尿患者慎食。

# 榴槤牛奶汁

## 消炎・抗水腫

榴槤的營養價值極高，有「水果之王」的美稱，果肉中含大量醣分及維生素A、維生素B、維生素C等，也含有多種胺基酸，包括色氨酸及其他七種人體必需的胺基酸，特別是谷氨酸，它對於提高免疫力、促進體內酸鹼的平衡具有相當效果。現代醫學顯示，榴槤中萃取出的蛋白水解酶能加強體內纖維蛋白的水解，將體內的血液凝塊溶解，改善體液局部循環，消除炎症和水腫，臨床上可作為抗水腫和消炎的藥用，如支氣管炎、乳腺炎、急性肺炎、視網膜炎等。此外，榴槤蛋白酶與抗菌素、化療藥物並用，可以促進藥物滲透到病灶，適用於消炎、水腫和血栓等病症。

這道飲品營養豐富，美味可口，可以消炎、抗水腫，尤其適宜病後及婦女產後用來調養虛寒身體。

**材料**

榴槤果肉100公克、牛奶200毫升

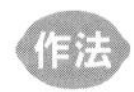


榴槤果肉與牛奶一起放入榨汁機中榨汁。

**POINT**

榴槤屬熱性食物，熱性體質及患有糖尿病、腎臟病、心臟病者應慎食。

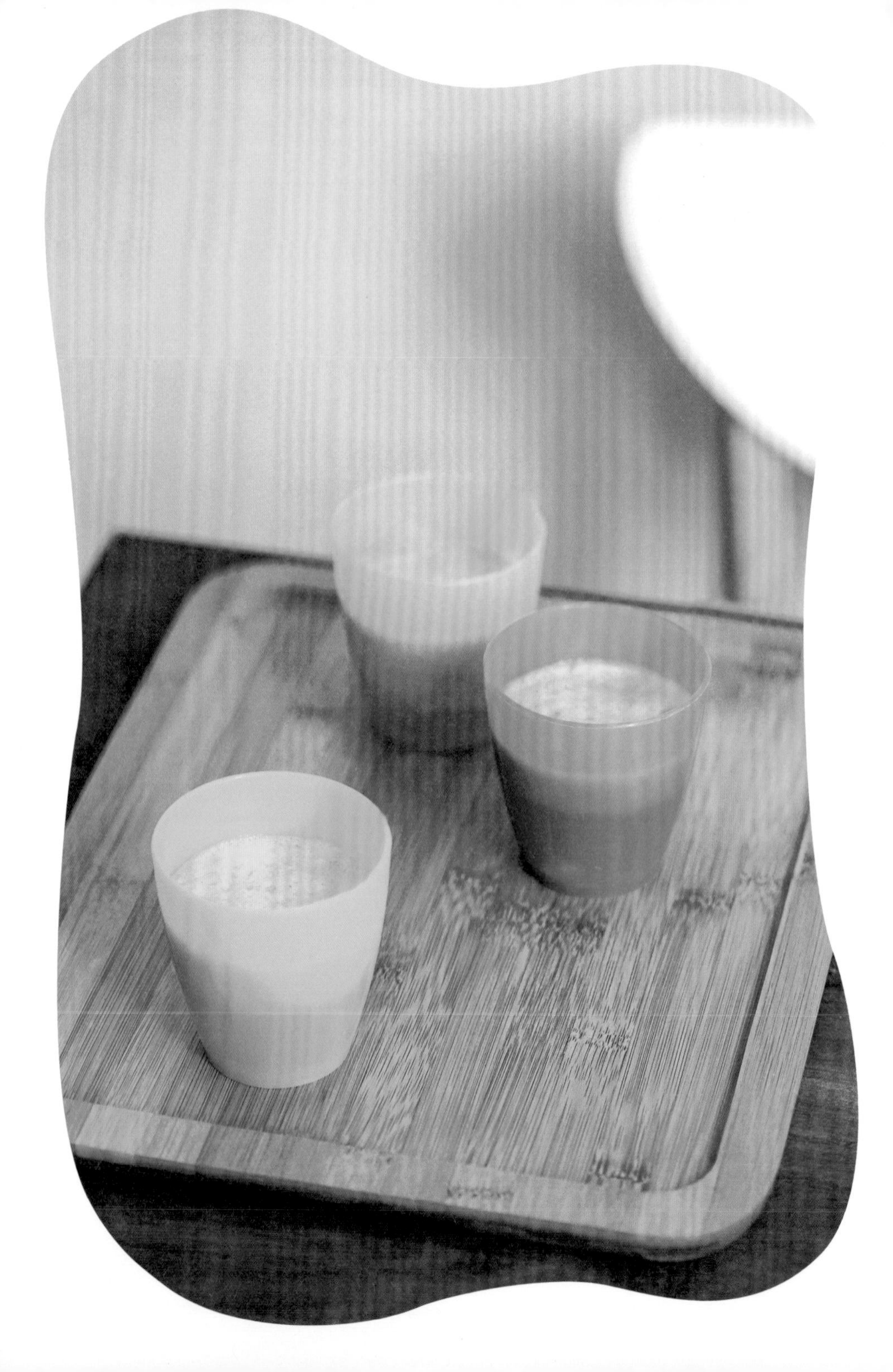

# 蜂蜜香蕉汁

防止便祕・治療痔瘡

香蕉潤腸通便的效果良好，能清熱潤腸、促進腸胃蠕動，防止便祕。而便祕與痔瘡兩者之間常常互為因果，所以想要治療便祕型痔瘡，就必須先預防便祕。

蜂蜜能夠潤澤腸胃，可用於津虧血虛所致的大便燥結，是治療便祕的一劑良藥，對習慣性便祕、老人便祕、孕婦便祕及結腸炎患者都有很好的潤腸通便效果。

這道飲品尤其適合經常因便祕而犯痔瘡的人。除了這項食療外，痔瘡患者應注意避免久坐久立，要適量運動，才可以遠離便祕困擾。

材料

有機香蕉300公克、蜂蜜1.5大匙

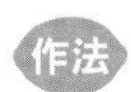


1. 香蕉去皮、切段，備用。
2. 香蕉與蜂蜜一起放入榨汁機中，加入350毫升開水榨汁。

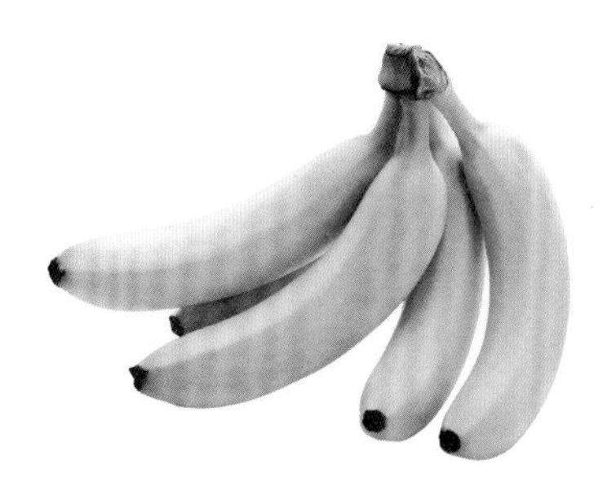

健康小站

# 防癌蔬果的共同特點

蔬果和堅果、豆類不僅僅是我們用來果腹的食材，其藥用價值和抗癌功效也不容小覷。雖然各種蔬果所含的營養素不同，其抗癌的效果和應用的方面各有差異，但是其大致的共同處有以下幾點：

富含維生素C的蔬果能抗癌：維生素C是強效抗氧化劑，可以抵禦自由基對細胞的傷害，防止細胞癌變。維生素C還能夠阻斷亞硝酸鹽和仲胺形成致癌物亞硝胺，降低罹癌的機率。富含維生素C的蔬果有辣椒、柳丁、橘子、檸檬、蘋果、奇異果、番茄、白菜、桂圓、紅棗、櫻桃等。

紅、藍、紫色蔬果抗癌效果最好：因為，紅、藍、紫色的蔬果中富含花青素，它不易被胃吸收，到達腸道時才被周圍組織充分吸收，而沒有被吸收的部分能到達腸的末端，專家認為，這是天然色素具有抗癌功效的關鍵所在，在減緩癌細胞生長方面尤其顯著。含花青素的蔬果有茄子、葡萄、紅甘藍、桑椹、藍莓、紅莓、草莓、櫻桃、山楂片等。

含有有機硫化物的蔬果具有較強的防癌抗癌效果：硫化物能夠啟動體內的免疫功能，干擾癌細胞的擴散。硫化物還有很強效的殺菌抗炎作用，對桿菌、球菌、真菌、病毒等有相當的抵抗力和防禦力，對幽門螺旋桿菌尤其有效，因此可預防腸胃疾病。一般具辛辣味道的蔬果中都含有硫化物，如生薑、辣椒、蘿蔔、韭菜等。

十字花科的蔬果中含有醌和酚，醌能夠淡化致癌物質，使其迅速排出體外，減少致癌物質在人體內停留的時間；酚能夠阻礙癌細胞的新陳代謝，產生防癌抗癌的作用。十字花科的植物中還含有硫氰酸鹽，其抗癌活性較高，而硫配醣體這種天然化學物質，是排毒的強效劑，能將體內的腐敗物質迅速排出體外，包括致癌物質，這類物質在花椰菜中含量豐富。常見的十字花科蔬菜有蘿蔔、芥藍、高麗菜、青花菜、白菜等。強效的抗氧化劑如維生素Ｃ、維生素Ｅ、共軛亞硝酸油、花青素、異黃酮、胡蘿蔔素、番茄紅素、茶多酚等，這類存在於蔬果中的抗氧化劑，能夠清除體內自由基或阻斷並減少自由基的生成，增強免疫力，減緩衰老，預防癌症，如蘋果和十字花科蔬菜中的酚即是。

# PART 4

# 巧喝蔬果飲品，瘦身又養顏

對於愛美的女人來說，蔬果飲品是瘦身養顏的天然小藥箱。

小小一杯蔬果汁，妙處卻大得驚人。

俗話說：「只有懶女人，沒有醜女人。」女人一旦懈怠下來，贅肉和皮膚粗糙、暗淡等美麗殺手便通通出來惹麻煩。如果女性多注意養生，進行適度的蔬果食療，不僅能夠吃出健康，對抗衰老也十分有效。

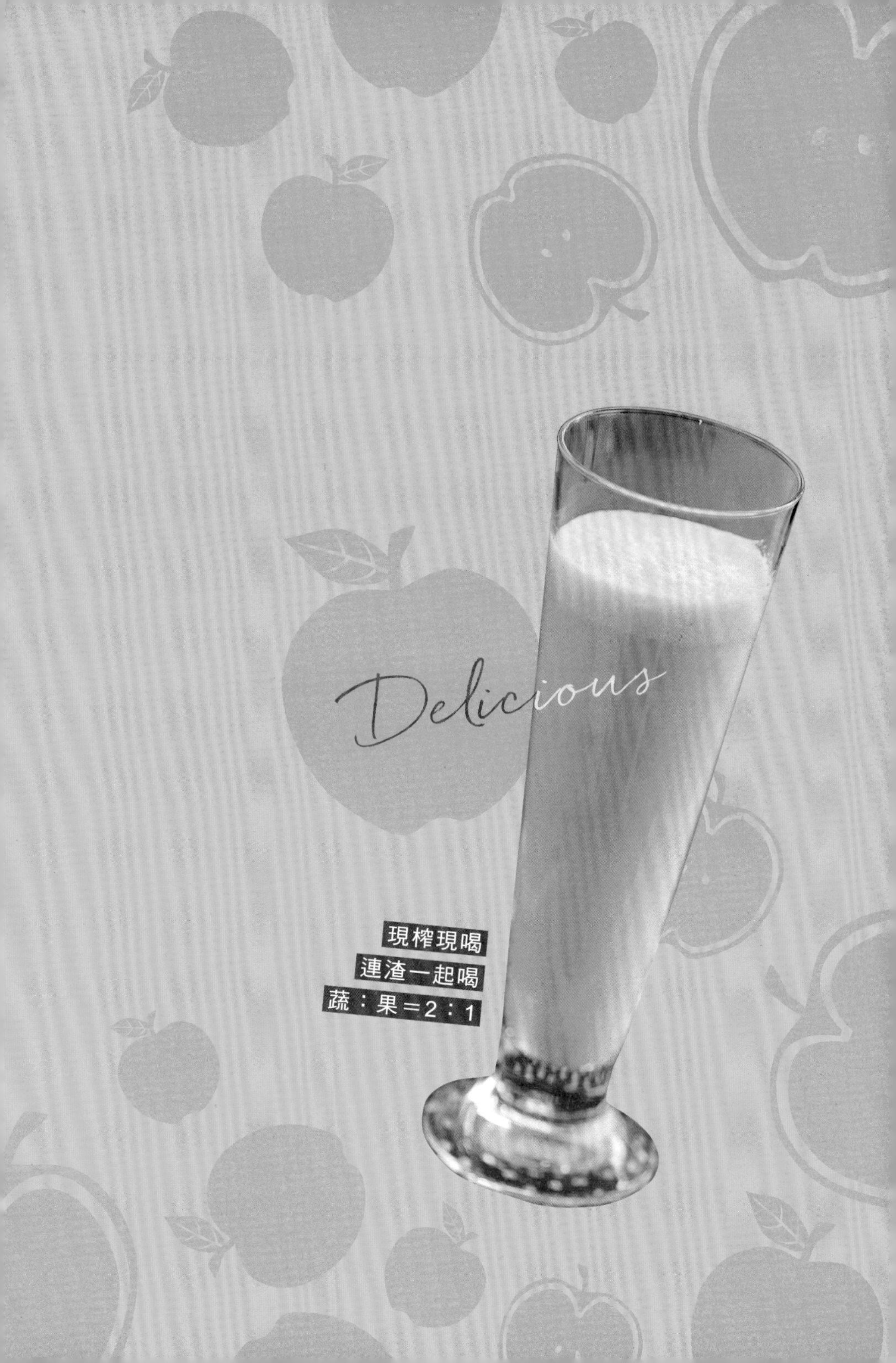
Delicious
現榨現喝
連渣一起喝
蔬：果＝2：1

# 喝出苗條，飲出玉顏

瘦身養顏的關鍵是消脂和排毒，而蔬果的消脂和排毒功能在健康飲食金字塔中居首位。

肥胖原因多與飲食有關。貪戀高蛋白的肉類及高油脂食物，是造成肥胖的常見原因，所以，戰勝身上多餘脂肪的有效方法，就是平衡飲食結構，常吃「消脂良藥」── 蔬果。

女性的肌膚問題，無論是暗淡、粗糙，還是面皰、粉刺，多與自身的內分泌有關。此外，睡眠不足、環境乾燥和營養不良等也有一定影響。如何調節自身的內分泌，使得體內的毒素盡快排出，避免腐敗物質在體內停留過久，造成皮膚色素沉澱、暗淡、不光潔，成為護膚、養顏、美白的重要任務。蔬果飲品在調節內分泌、促進新陳代謝方面的功效，是化妝品望塵莫及的！

當我們踏上蔬果飲品之旅，只要持之以恆，總有一天，我們會發現自己纖身玉顏，自信滿滿。

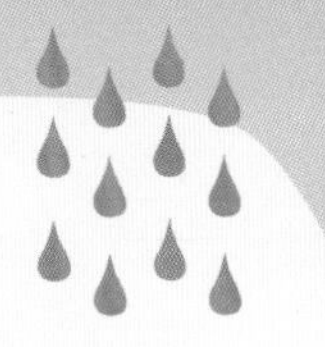

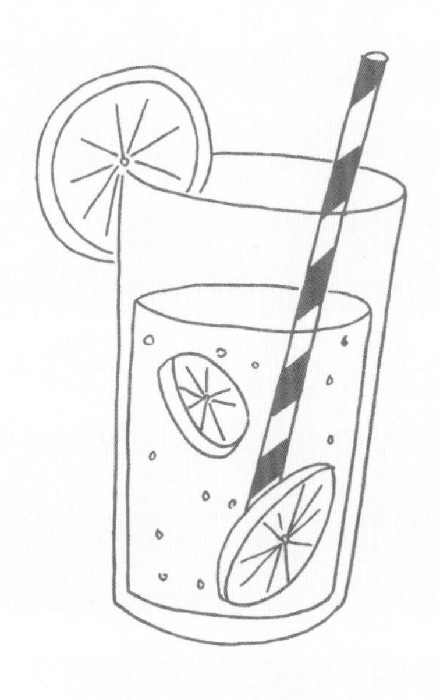

# 瘦身養顏的蔬果飲品配方

炎炎夏日，

美容養顏的蔬果汁，

幫助你恢復美好身形。

# 瘦身

## 排毒清體

當肥胖上身，許多疾病也開始悄悄在體內滋生。女性肥胖易罹患乳腺癌、高血壓、糖尿病及一些婦科疾病，如月經不調、不孕症等。由此可見，瘦身不僅只為了外在的美麗動人，還是為自身健康著想。除了規律的生活及適度的運動之外，常喝蔬果飲品亦有助瘦身。

瘦身的首要任務是及時排出體內毒素，使人體內部呈現健康狀態。而毒，通常指的是對人體有不良影響的內在毒素，如宿便、自由基、膽固醇、尿酸、脂肪、水毒、瘀血、乳酸等。中醫講排毒有八法即汗法、吐法、下法、和法、溫法、清法、消法和補法。

# 荔枝蘋果汁 排毒減重・美容養顏

荔枝有生津止渴、補脾益肝、解毒止瀉的功效。研究發現，荔枝對於肝臟和腎臟具有保護作用，能夠補益腎臟，改善肝功能，加速肝臟和腎臟內毒素的排除，促進新的細胞生成，是排毒、養顏的聖品。

蘋果中的果酸，可以加速體內新陳代謝，減少體內脂肪的堆積。蘋果的通便效果還能夠使腸內的毒素順暢的排出體外，既能排毒又能減重。蘋果中所含的多種營養素能滿足人體所需，增強身體免疫力，改善體質。

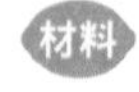


荔枝果肉100公克、有機蘋果果肉200公克

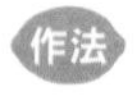


荔枝果肉、蘋果果肉一起放入榨汁機中，加入400毫升開水榨汁。

# 覆盆子優酪乳

瘦身・排毒

覆盆子中含有的超氧化物歧化酶對於防輻射、抗衰老、防癌抗癌等具有良好作用。其纖維素含量很高，可以在清腸排毒、消除便祕的同時，產生飽足感，抑制食欲，達到減重瘦身的效果。此外，覆盆子中還含有覆盆子酮，它可以調節醣脂代謝紊亂，有效緩解肥胖所引起的高血脂問題。

優酪乳營養豐富，既有碳水化合物，又含脂肪、蛋白質，因此既能減重，又能增胖，正確食用才對身體有益。其所含的大量乳酸菌和脂肪酸，能夠促進腸蠕動，防止便祕，加速宿便排出，是輔助減重的聖品。

**材料**

有機覆盆子200公克、
優酪乳200毫升

**作法**

1. 覆盆子洗淨，備用。
2. 覆盆子與優酪乳一起放入榨汁機中榨汁。

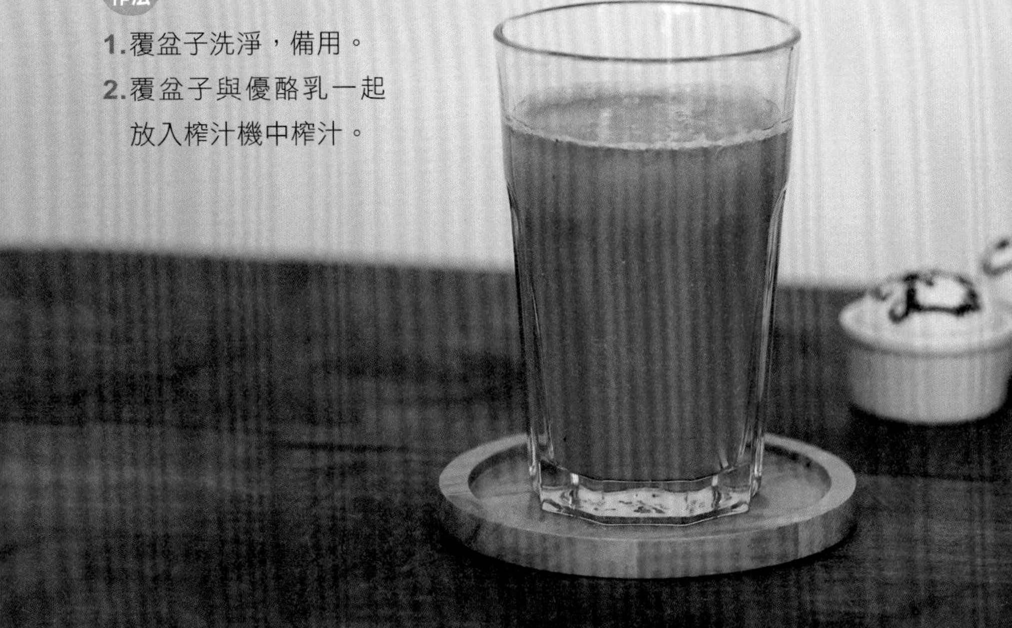

# 辣花椰菜胡蘿蔔汁

**排毒・增強免疫力**

花椰菜是蔬菜類中的排毒和防癌高手，其豐富的維生素C，對肝臟的解毒十分有效，能增強人體免疫功能和抗病能力。花椰菜也富含膳食纖維，因此是減重食療中不可或缺的主力。

辣椒中含有辣椒素，能促進血液循環，加速新陳代謝，使人體生熱，提升工作效率，加速體內碳氫物質的燃燒和消耗。辣椒素也可以促進女性荷爾蒙的分泌，加速體內脂肪的燃燒。

胡蘿蔔中的胡蘿蔔素所轉化成的維生素A，是肝臟重要的營養素，能夠幫助肝臟細胞的修復。胡蘿蔔中豐富的植物纖維還能夠抑制人體進食過量的油膩食物，達到自然減重的目的。

**材料**

花椰菜150公克、紅辣椒30公克、有機胡蘿蔔150公克

**作法**

1. 花椰菜洗淨，切朵；辣椒洗淨，切片；胡蘿蔔洗淨，去皮、切塊。
2. 花椰菜、辣椒、胡蘿蔔一起放入榨汁機中，加入400毫升開水榨汁。

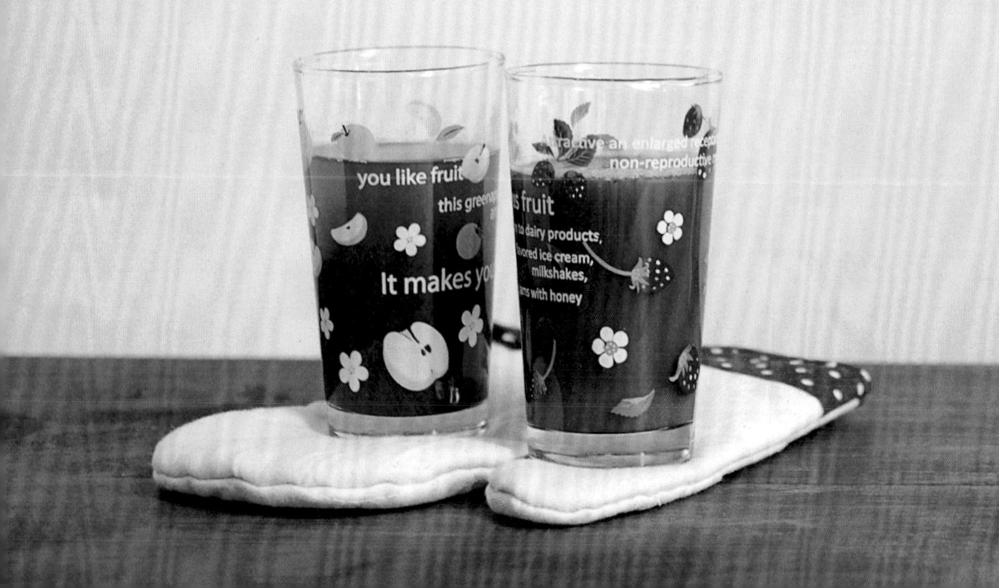

# 芥菜蘋果汁

排毒・預防便祕

芥菜屬十字花科，營養豐富，食用價值高，其超氧化物歧化酶（ＳＯＤ）含量很高，它能夠有效清除生物體在新陳代謝過程中產生有害物質。此外，芥菜有利尿的功效，能幫助體內物質運轉，有效淨化血液，是排毒的最佳食物之一。

蘋果中豐富的膳食纖維，能夠促進腸蠕動，增進消化和新陳代謝，有預防便祕的功效。蘋果中還富含人體每天所必需的維生素和礦物質及微量元素，長期食用對補充營養極有益處。此外，用蘋果減重還能夠提高腎臟和胃腸功能，加速排除體內瘀血、宿便、水毒等。

**材料**

芥菜200公克、有機蘋果250公克

**作法**

1. 芥菜洗淨、切段，放入滾水燙熟；蘋果洗淨、去皮、去核、切塊，備用。
2. 芥菜與蘋果一起放入榨汁機中，加入500毫升開水榨汁。

**POINT**

寒熱咳嗽者不宜食用芥菜。

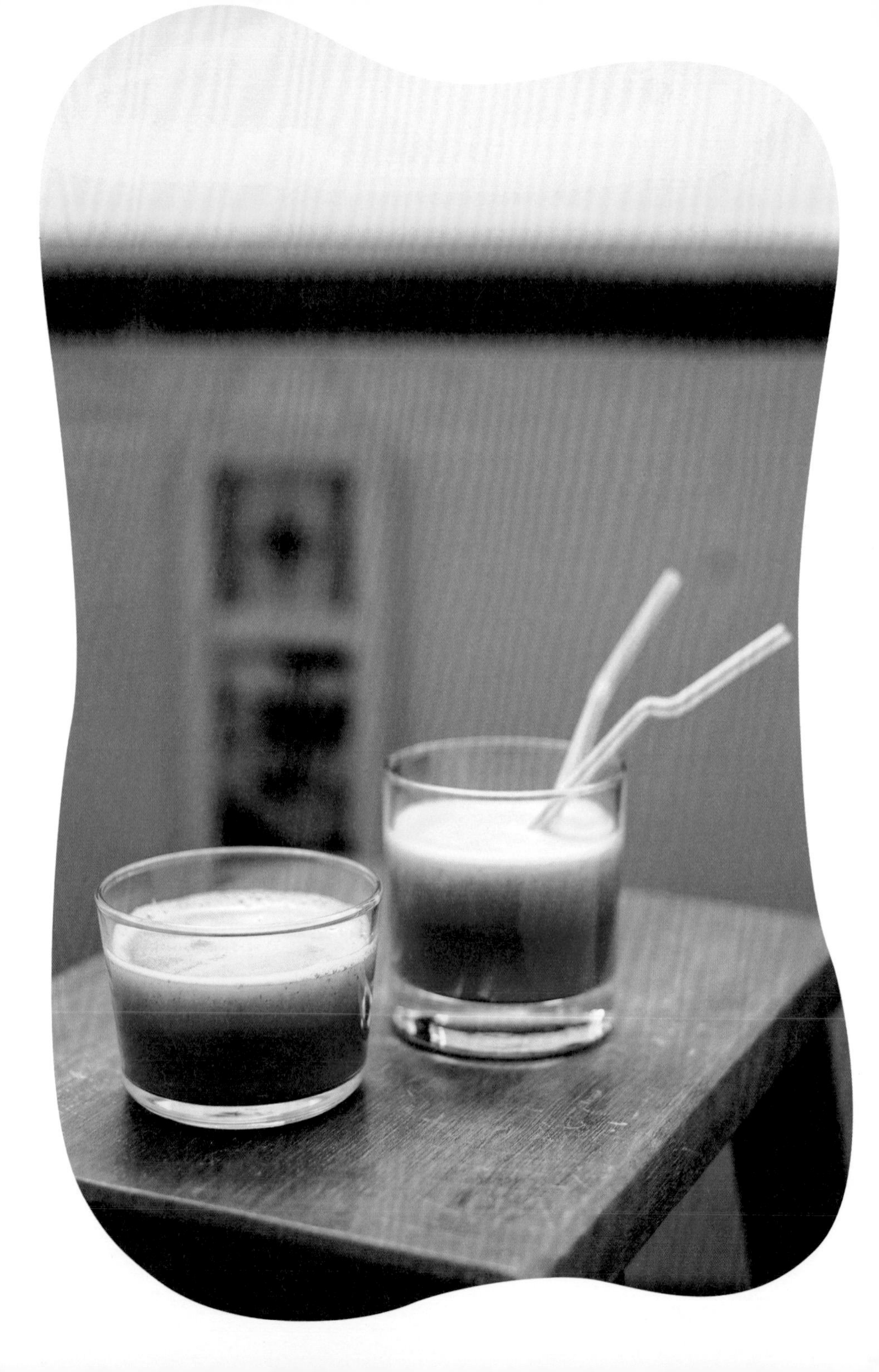

# 黃瓜汁

瘦身・排毒

說到瘦身減重與清體排毒，就不能漏掉黃瓜這項食材。首先是它清熱、利水、消腫的功效，及所含的很多營養素，如黃瓜酸、葫蘆素等，都能夠促進人體新陳代謝，有效排出體內毒素。其次是所含的丙醇二酸，能夠抑制體內的醣分轉化為脂肪，減少體內脂肪的堆積，達到瘦身的目的。黃瓜中所含的葡萄糖苷不參與人體糖的代謝，對於維持血糖平衡和降血糖都有一定作用，對於糖尿病患者來說是很好的食物。而對於女性來說，食用黃瓜，不僅排毒瘦身，還有潤膚和抗衰老作用。

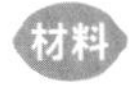

有機小黃瓜400公克

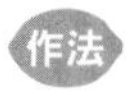

黃瓜洗淨，切塊，放入榨汁機中，加入450毫升開水搾汁。

**POINT**

餐前喝一杯黃瓜汁，所產生的飽足感既可以消渴除煩，又可以排毒減重。但是黃瓜性涼，脾胃虛弱者應少食。

消脂纖體

脂肪是衡量人體肥胖的重要指標，當人體內的脂肪量超出正常標準時，便會沉積到皮下層，人的身材就會走樣。因此，瘦身纖體的首要目標就是消脂。

# 木瓜牛奶汁

**健脾消食・瘦身**

木瓜中含有豐富的脂肪酶，有助於分解體內多餘的脂肪。此外，木瓜因為含有酵素，還有健脾消食的功效，能夠幫助人體消化蛋白質。

牛奶容易被排除在減重菜單裡，其實，低脂牛奶不但不會讓人發胖，還可以減重。牛奶中所含豐富的鈣也能促進瘦身。因此，低脂牛奶不但不該被排除，反而更應該搭配飲用，使瘦身計畫達到事半功倍的效果。

材料

有機木瓜300公克、低脂牛奶300毫升

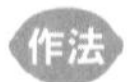


1. 木瓜洗淨、去籽、去皮、切塊，備用。
2. 木瓜與低脂牛奶一起放入榨汁機中榨汁。

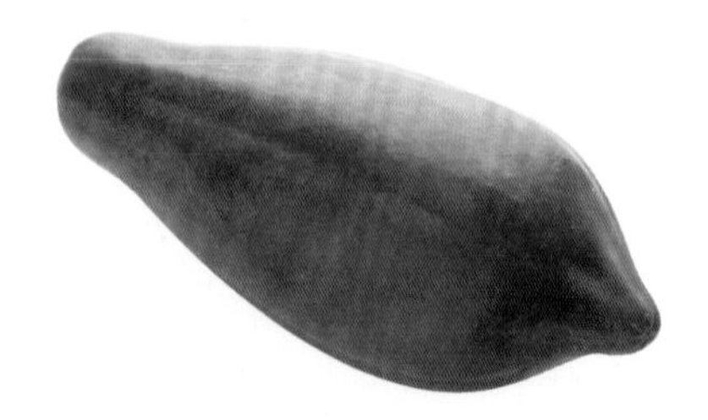

# 大白菜汁

消脂・減重

《本草綱目拾遺》中對白菜的記載是：「甘溫無毒，利腸胃，除胸煩，解酒渴，利大小便，能消脂減重。」大白菜的最大特點就是水分和纖維素含量很高，百分之九十以上都是纖維素，能夠促進腸蠕動，利水消腫，防止便祕，促進排毒。白菜中含有的果膠，還可以幫助清除人體內多餘的膽固醇。大白菜味美價廉，四季常見，尤其是冬天，對於瘦身纖體、消脂減重有良好效果，同時又能防癌，特別是乳腺癌。每天堅持飲用一杯，瘦身效果很明顯。乾燥季節時，還對女性護膚和養顏有意想不到的效果。

材料

有機大白菜400公克

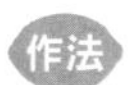

作法

1. 大白菜洗淨，切小片，放入滾水鍋中汆燙30秒，撈起。
2. 放入榨汁機中，加入400毫升開水榨汁。

**POINT**

這道飲品最好現榨現喝，擱置過久會使營養成分流失。此外，氣虛胃寒者和腹瀉者不宜多食。

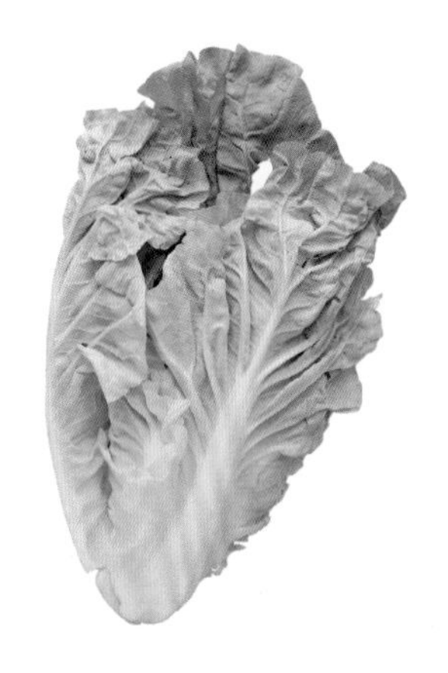

# 南瓜豆漿

消脂・降血糖

南瓜中含有多醣類、類胡蘿蔔素、礦物質、脂類物質、胺基酸等，營養十分豐富；南瓜還能夠促進膽汁分泌，促進腸胃蠕動，幫助消化，使體內腐敗物質快速排出體外，此外，它還可以降低血脂、膽固醇，是消脂減重的聖品。

黃豆中富含卵磷脂，它是女性所需要的植物性荷爾蒙，也是血管的清道夫，能夠預防心血管疾病，延緩衰老。卵磷脂還能夠防止脂肪在體內的堆積，是高纖維、高營養的減重聖品。此外還能增強胰臟功能，修復胰臟細胞，促進胰島素分泌，調節血糖的平衡。

**材料**

有機黃豆50公克、南瓜300公克

**作法**

1. 黃豆洗淨，以清水浸泡五小時；南瓜洗淨、去皮、切塊，備用。【圖1】
2. 以一杯黃豆和一杯水的比例放入果汁機中，加入南瓜打至沒有顆粒。【圖2】【圖3】
3. 以濾網濾去渣滓，留下生豆漿，倒入鍋中，加入相同份量的清水，以大火煮開，一邊煮一邊攪拌。【圖4】
4. 攪拌均勻之後立即熄火，熄火後勿再攪拌，直至放涼。
5. 飲用時撈去豆漿上的豆腐皮即可。

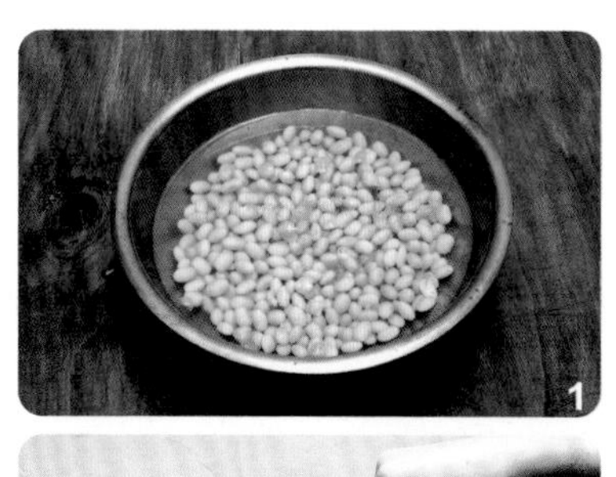
1

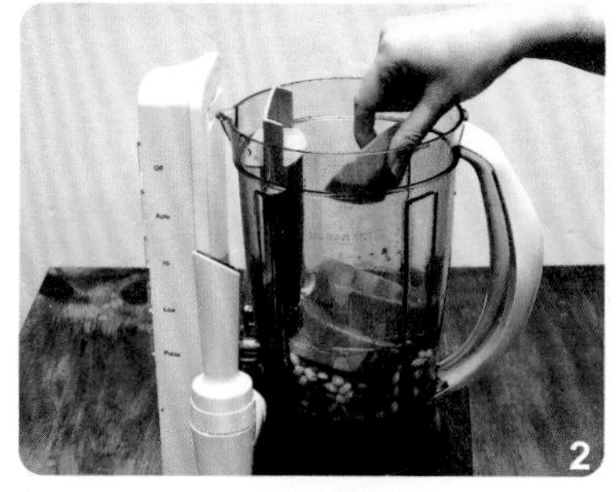
2

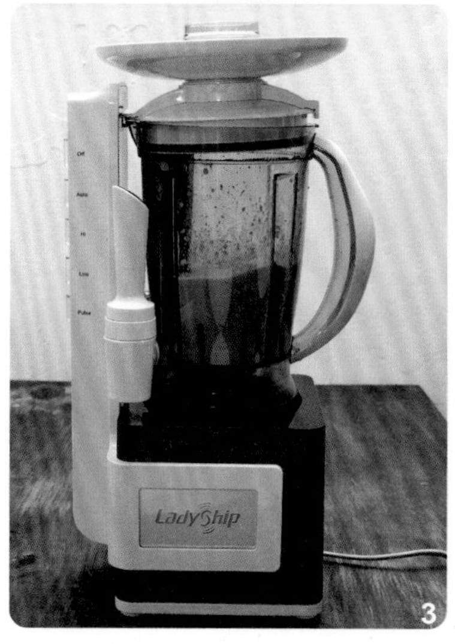
LadyShip
3

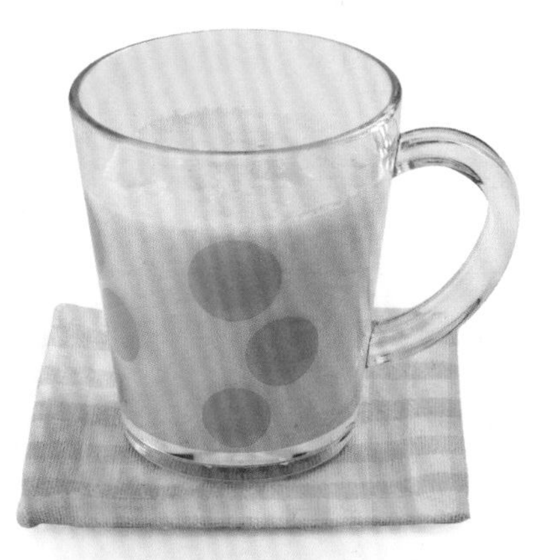

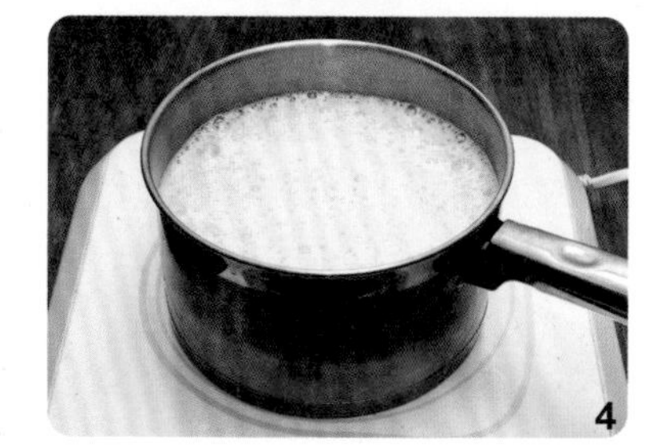
4

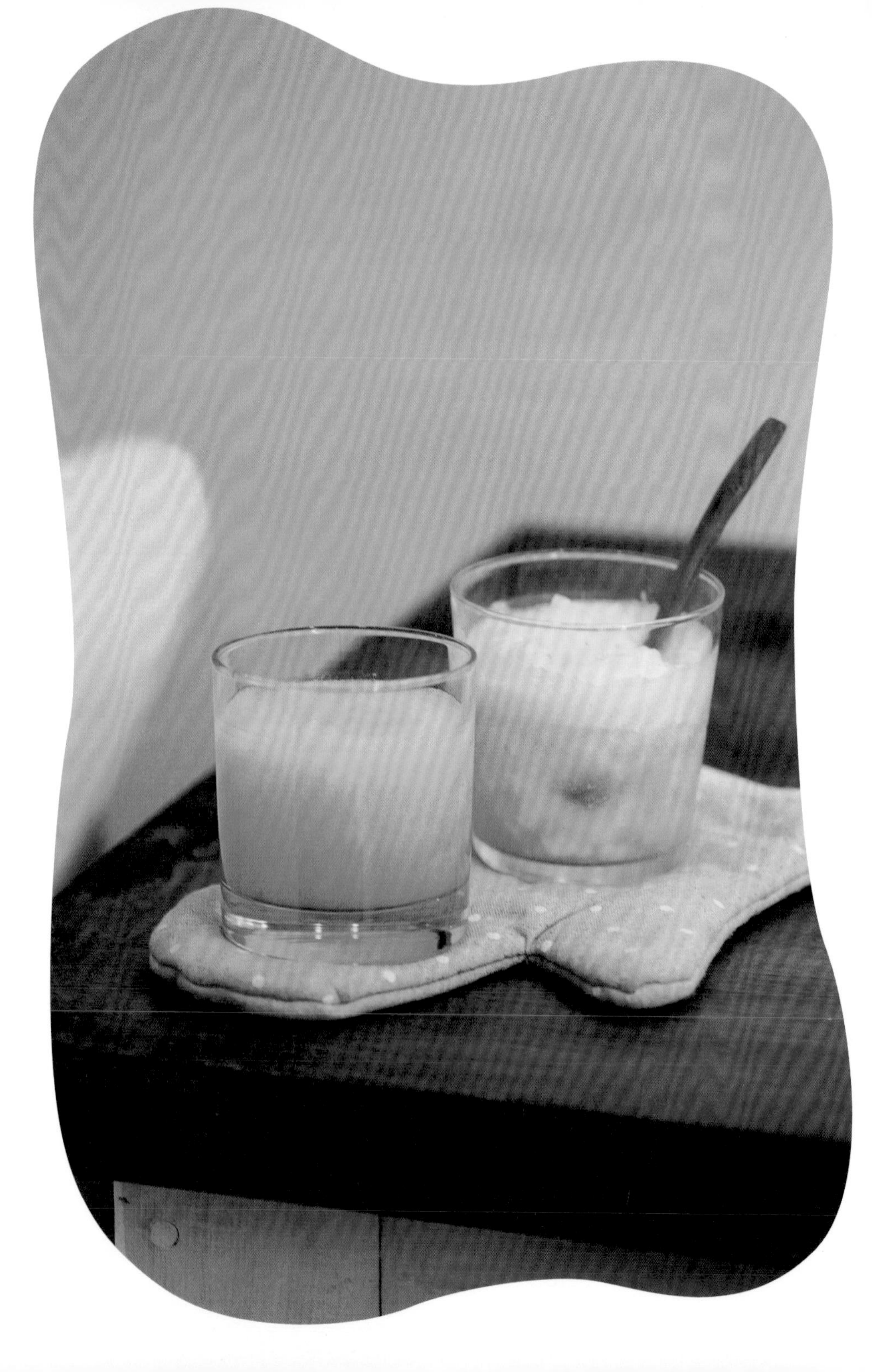

# 蘋果鳳梨薑汁 消脂・瘦身

蘋果中所含的蘋果酸，對蓄積在體內的脂肪具有分解作用；其果膠和微量元素鉻對於控制血糖、維持血糖穩定有一定效果，還能有效降低膽固醇；其膳食纖維含量也很高，對於促進排泄和排毒，十分有效。
鳳梨果汁可以稀釋血脂，預防脂肪在體內堆積。鳳梨中的鳳梨蛋白酶能有效分解食物中的蛋白質，幫助消化和吸收，防止多餘的脂肪堆積。
生薑能夠刺激末梢神經的血管擴張，促進腎上腺素的分泌，加速體內循環，促進膽囊分泌膽汁，加快分解體內的脂肪，達到消脂的效果。

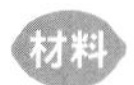


有機蘋果果肉200公克、鳳梨果肉150公克、生薑15公克

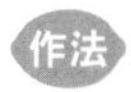


1. 生薑洗淨、切絲，備用。
2. 蘋果、鳳梨果肉與薑一起放入榨汁機，加入400毫升開水榨汁。

# 苦瓜綠茶冰沙 減重・消脂

苦瓜內含的苦瓜素有「脂肪殺手」之稱。苦瓜素能減少小腸吸收脂肪和醣等高熱量的物質，同時又不影響其他營養成分的吸收，達到消脂減重的效果。茶素有降脂、助消化的功效，茶葉中含有咖啡鹼，它有助胃液分泌，增強脂肪在腸胃中的分解能力，達到消脂的效果。

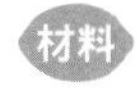


有機苦瓜300公克、綠茶1包

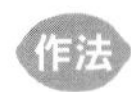


1. 苦瓜洗淨、去籽、切塊，放入滾水燙熟；茶包泡入200毫升溫熱水，備用。
2. 苦瓜、綠茶水與半杯冰塊一起放入榨汁機榨汁。

**POINT**

要以這道飲品減重消脂，必須持之以恆。晚餐前一個小時或半小時前飲用，效果最佳。

# 山楂胡蘿蔔汁

減重・消脂

山楂含有的檸檬酸和蘋果酸等有機酸，能促進胃中酵素的分泌，分解油脂，防止脂肪不消化和堆積。

營養豐富的胡蘿蔔，對人體百利而無一害，搭配在消脂餐點中，其纖維素能夠幫助腸道刮除油脂，豐富的營養素還能夠增強身體抵抗力。許多要減重的女性往往都是以控制飲食的方式進行，很容易造成營養不均衡，並無益於減重。胡蘿蔔的營養充分，用它作為減重食材，能夠均衡營養，是減重消脂不可或缺的食物之一。

**材料**

山楂果肉100公克、有機胡蘿蔔300公克

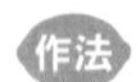


1. 胡蘿蔔洗淨、去皮、切塊。
2. 山楂果肉、胡蘿蔔一起放入榨汁機中，加入400毫升開水榨汁。

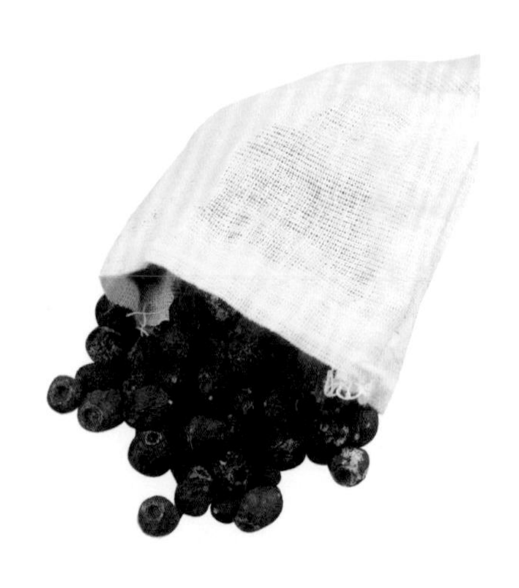

# 燕麥蘋果豆漿

**降低膽固醇**

蘋果中含有大量的果膠，可降低膽固醇，預防心臟病發生機率，而其可溶性纖維可幫助調節血糖，且讓人產生飽足感，降低食欲。

燕麥含有可溶性纖維，不僅可減少身體對碳水化合物的吸收，讓糖尿病患者維持血糖穩定，還具有降低膽固醇及三酸甘油酯的功效。其可溶性纖維主要是β－葡聚糖，這種纖維能夠進入血管，吸收血液內的低密度膽固醇，因此被認為對心血管疾病有益。

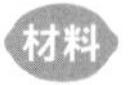


有機黃豆100公克、燕麥20公克、蘋果1個

**作法**

1. 黃豆洗淨，以清水浸泡五小時；蘋果洗淨，去核、切塊，備用。
2. 以一杯黃豆和一杯水的比例放入果汁機中，加入蘋果及燕麥打至沒有顆粒。
3. 以濾網濾去渣滓，留下生豆漿，倒入鍋中，加入相同份量的清水，以大火煮開，一邊煮一邊以木杓攪拌。
4. 依個人喜好加入糖，攪拌均勻之後立即熄火，熄火後勿再攪拌，直至放涼。
5. 飲用時撈去豆漿上的豆腐皮即可。

**POINT**

吃蘋果最好不要削皮，因為最有營養價值的果膠就藏在果皮當中。患有胃消化不良的人要慎食蘋果，其所含的水楊酸成分可能會導致胃潰瘍。燕麥食用量須控制，才能避免攝取太多熱量。穀類食品所含的磷偏高，因此腎功能不佳及洗腎患者須注意攝取量。

## 食療補體

許多專家認為，有一些肥胖並不是因為營養過剩，而是由於飲食習慣不好，偏好高脂肪、高熱量的食物，造成營養不均衡，進而導致身體虛弱。減重的目標，一方面要減掉多餘的脂肪，一方面也要補充其他營養物質，均衡攝取營養，才能達到真正健康又瘦身的效果。

# 西瓜菠菜汁

**補充營養・瘦身**

西瓜最大的特點就是含有大量水分，所以能加快新陳代謝，排出體內多餘的水分，減輕腎臟的負擔，消除水腫，排毒養顏。西瓜中含醣量也很高，能為人體補充各種維生素、礦物質、纖維素等營養素，以及充足的熱量。

菠菜中富含維生素C，及胡蘿蔔素、醣類、草酸、葉酸、鐵、鈣、磷等營養素，再加上熱量又低，幾乎不會轉化為脂肪，這就是它之所以列在瘦身纖體菜單上的原因。且菠菜有止渴潤腸、幫助消化的功效，能加速體內腐敗物質排出體外。菠菜還能補血、清潔皮膚、延緩衰老，對於女性來說尤其有益。

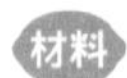


西瓜果肉200公克、有機菠菜200公克

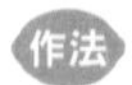


1.菠菜洗淨、切段，放入滾水鍋中汆燙30秒，撈起，備用。

2.西瓜果肉、菠菜一起放入榨汁機中，加入400毫升開水榨汁。

# 芒果柚子汁

## 消脂．增強抵抗力

芒果含有維生素Ａ、維生素Ｃ、醣類和粗纖維等營養成分，是營養價值很高的水果，素有「熱帶果王」之稱。其所含的大量膳食纖維，能夠幫助消化、清腸通便，防止體內毒素的堆積；豐富的維生素Ｃ，能降低膽固醇和三酸甘油酯，有效預防心血管疾病。此外，其抗菌消炎、防癌抗癌的功效也十分顯著。

柚子中含有豐富的維生素Ｃ，能降低血液中的膽固醇。另外，柚子可以幫助人體充分吸收鈣和鐵等營養素，而其粗纖維能有效清除體內的垃圾物質和油脂，達到減重的功效。多吃柚子，不僅能夠降血脂、減重、美容養顏，還能夠增強抵抗力，預防感冒。

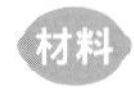


愛文芒果果肉150公克、柚子果肉200公克

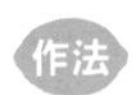


芒果果肉與柚子果肉一起放入榨汁機，加入400 毫升開水榨汁。

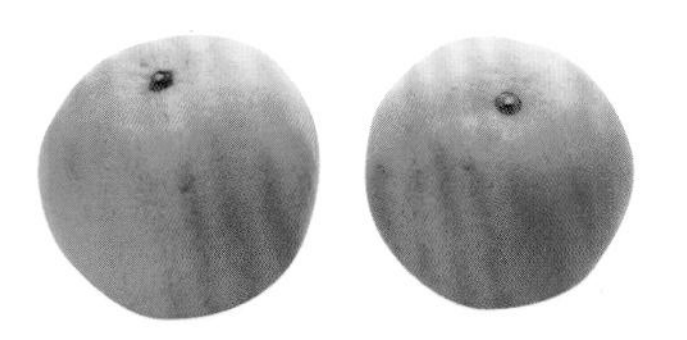

# 高麗菜芹菜蘋果汁

瘦身・利水

高麗菜中含有大量的膳食纖維和水分，在餐前或餐中食用，可以增加飽足感，控制進食欲望。粗纖維還能夠促進體內的新陳代謝，對潤腸通便尤其有效。高麗菜中還含有維生素U，可以有效抑制脂肪的吸收。高麗菜還能促進胰島素的分泌，維持血糖平衡，並且有去熱解毒、美容養顏、增強免疫力的額外功效，且一年四季都可以食用。

芹菜是一種高纖蔬菜，可以增加飽足感，而且一百公克芹菜的熱量只有十五大卡左右，幾乎不會增加人體脂肪。芹菜對於水腫型肥胖格外有效，因為芹菜利尿，能有效緩解水腫症狀。此外，它還有清熱解毒和調節月經的作用，對女性來說十分有益。

**材料**

有機高麗菜200公克、芹菜150公克、蘋果200公克

**作法**

1. 高麗菜洗淨、切片；芹菜洗淨、切段，兩者分別放入滾水鍋中汆燙；蘋果洗淨、去皮、切片，備用。
2. 高麗菜、芹菜、蘋果一起放入榨汁機中，加入600毫升開水榨汁。

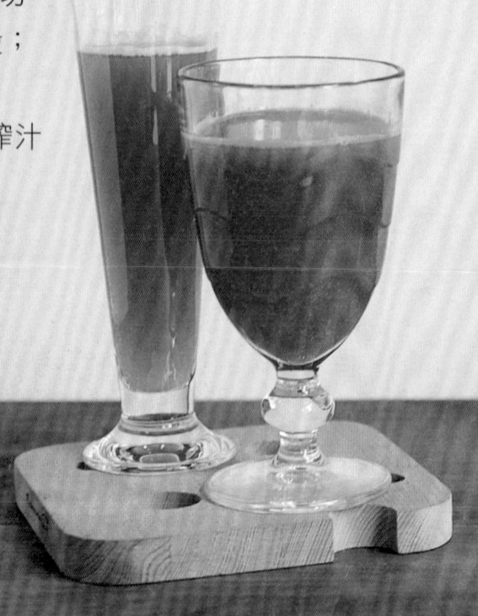

# 蘋果胡蘿蔔汁

瘦身・增強抵抗力

蘋果所含的微量元素鉻和膠質能維持體內血糖的平衡，降低膽固醇等；其內含的豐富礦物質、維生素、醣類等，能補充大腦所需的營養，對記憶十分有益。

胡蘿蔔營養價值極高，其鈣、鐵、磷等礦物質和胡蘿蔔素等的含量在蔬菜類當中名列前茅，因此能夠增強抵抗力，有效緩解因抵抗力低下、循環功能不佳，使得多餘水分和脂肪沉積在人體內所引起的肥胖。同時，胡蘿蔔還能夠抑制進食油膩和甜食等高熱量食物的欲望，達到減重的效果。

**材料**

有機蘋果果肉200公克、胡蘿蔔200公克

**作法**

1. 胡蘿蔔洗淨、去皮、切塊，備用。
2. 蘋果果肉與胡蘿蔔一起放入榨汁機中，加入500毫升開水榨汁。

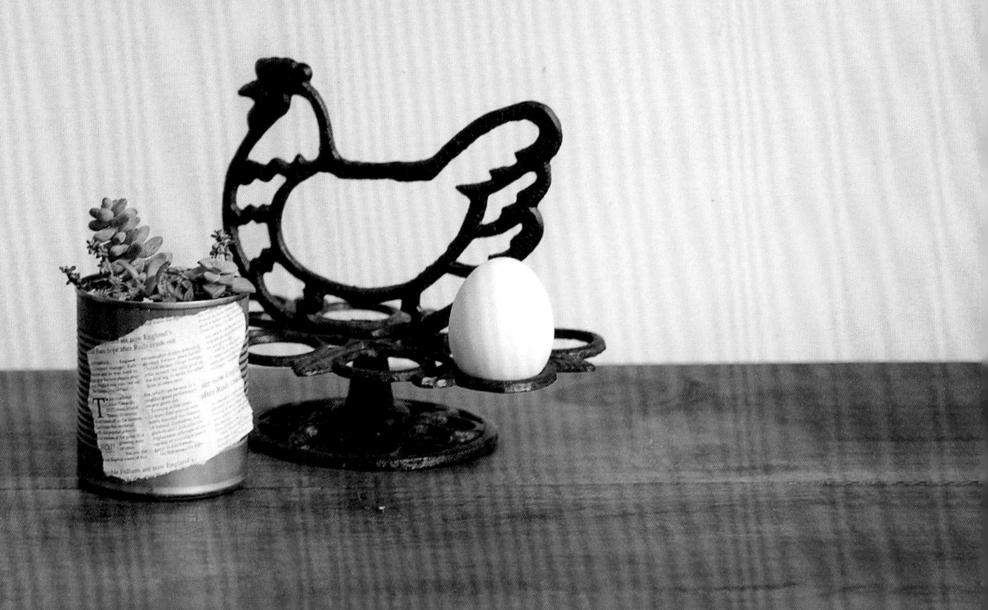

# 番茄牛奶汁 幫助睡眠

番茄含豐富的維生素C、維生素B群、胡蘿蔔素等，食用五十至一百公克番茄，便可滿足人體對於幾種重要維生素和礦物質的需求。番茄中含有蘋果酸、檸檬酸等，能夠提高胃液的酸度，幫助消化。番茄中的茄紅素具有很強的抗氧化效果，對於女性防癌抗癌、抗衰老、降低心血管疾病方面很有效用。

女性在減重期間，往往會採取減少進食方式，低脂牛奶中豐富的優質蛋白、二十多種胺基酸及人體必需的八種胺基酸，可以滿足人體的營養需求，達到營養均衡的目的。牛奶中的鈣質和色氨酸，有放鬆肌肉的作用，有助於安眠。

**材料**

有機番茄200公克、低脂牛奶300毫升

**作法**

1. 番茄洗淨、去蒂，底部切十字刀，放入滾水鍋中汆燙後去皮，備用。
2. 番茄與低脂牛奶一起放入榨汁機中榨汁。

**POINT**

這道飲品不宜空腹飲用，可能會傷胃。作為餐中飲品，可以占用胃腸空間，達到減少進食的效果。另外，它對瘦腿效果良好，想要瘦腿的女性不妨一試。

## 養顏

### 美白抗老

養顏即保持美麗。皮膚經常因為睡眠不足、環境污染、生活不規律、濫用化妝品、精神壓力過大及歲月的摧殘，而受到傷害。要保持皮膚嬌嫩、健康，除了必要的護膚品、規律的生活和飲食習慣之外，還是要攝取充足的營養，尤其是蔬果中的各種維生素和礦物質。

自古以來，皮膚白皙、柔嫩就是美人的標準之一，每位女性都渴望自己擁有雪白的肌膚，而肌膚要雪白、明亮，不可能完全依賴化妝品。下面就來看一下有哪些具有美白效果的蔬果飲品。

# 草莓香瓜汁 補水・補充營養

草莓是美白效果極佳的水果，它富含多種維生素、果酸及礦物質，可以提高皮膚的彈性，避免色素沉澱，美白肌膚，還能保持皮膚濕潤，減緩皮膚出現皺紋。草莓中的胡蘿蔔素可以轉化為維生素A，能增強頭髮的韌性，維持頭髮柔順。對於女性來說，它還具有調理貧血的作用。

肌膚要美白，補水是關鍵，尤其是在乾燥季節裡，皮膚很容易因缺水而導致暗淡無光。香瓜不僅香味怡人，富含維生素C、維生素A、碳水化合物、檸檬酸及礦物質等營養素外，同時含有大量水分，能為肌膚補充水分，保持肌膚的水嫩。

**材料**

有機草莓200公克、香瓜果肉200公克

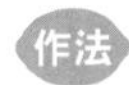


1. 草莓洗淨、去蒂；香瓜果肉切塊，備用。
2. 草莓與香瓜一起放入榨汁機中，放入400毫升開水榨汁。

# 香蕉雪梨菠菜汁

美白

美容養顏的重點之一是排毒，而香蕉具有潤腸通便的作用，有利於體內毒素及時排出，可改善因體內毒素而引發的痤瘡和臉部色斑等肌膚問題。

雪梨滋陰潤肺的效果特別好，能夠生津液，清六腑之熱。肺臟調理好，外部肌膚自然得到滋養。香蕉和雪梨合併榨汁喝起來口感很好，作為下午茶飲品，既能美白、護膚，又能為人體補充多種維生素，滋養身體。

菠菜中含有大量的鐵質和葉酸，多吃菠菜，能抑制黑色素沉澱，防止臉部出現色斑。此外，菠菜中豐富的維生素E和硒，是強效的抗氧化劑，可以清除自由基，防止皮膚老化。菠菜中的鐵質還可有效預防缺鐵性貧血，使女性擁有好氣色。

材料

香蕉100公克、有機雪梨果肉200公克、菠菜150公克

作法

1. 香蕉去皮、切段；雪梨果肉切塊，兩者一起放入榨汁機中，再放入300毫升開水榨汁。
2. 菠菜洗淨，放入滾水鍋中汆燙30秒，取出放入榨汁機中，加入200毫升開水榨汁。

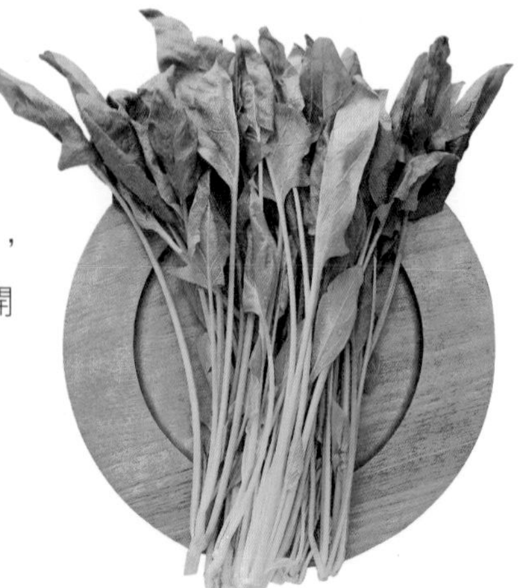

# 青椒白菜番茄汁

## 調節腸道和內分泌

青椒中富含維生素Ａ、維生素Ｃ、維生素$B_6$、葉酸等，營養十分豐富。豐富的維生素Ｃ是強效的抗氧化劑，能夠清除自由基，預防肌膚老化。此外，青椒還對牙齦出血、貧血、血管脆薄等具有輔助治療作用，能夠增強抵抗力。所以，女性應把青椒列為餐桌上的日常菜肴之一。

大白菜中百分之九十以上是纖維素，它能夠促進排泄，有效清除體內的毒素，防止因毒素在體內停留過久而傷害肌膚。此外，白菜中豐富的維生素Ｃ和維生素Ｅ都有益於皮膚美白。

番茄中的茄紅素是一種天然色素，也是一種抗氧化劑，這種營養素和維生素Ｃ，能夠有效清除體內自由基，具有抗衰老的功效，常食用能延緩皮膚皺紋的出現。番茄中的酸性汁液，可以平衡皮膚的PH值，使皮膚健康、美麗。

這道飲品能夠調節腸道和內分泌，改善體內環境、防止便祕、補充營養、增強抵抗力、延緩衰老、護膚、美白，對於女性白領上班族來說，還可緩解疲乏和壓力，一舉數得。

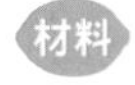


青椒150公克、有機白菜150公克、番茄100公克

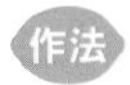


1. 青椒洗淨、去蒂、去籽、切塊；白菜洗淨，切段，兩者分別放入滾水鍋中汆燙30秒，備用。
2. 番茄洗淨、去蒂，底部切十字刀，放入滾水汆燙，取出去皮。
3. 青椒、白菜、番茄一起放入榨汁機中，加入450毫升開水榨汁。

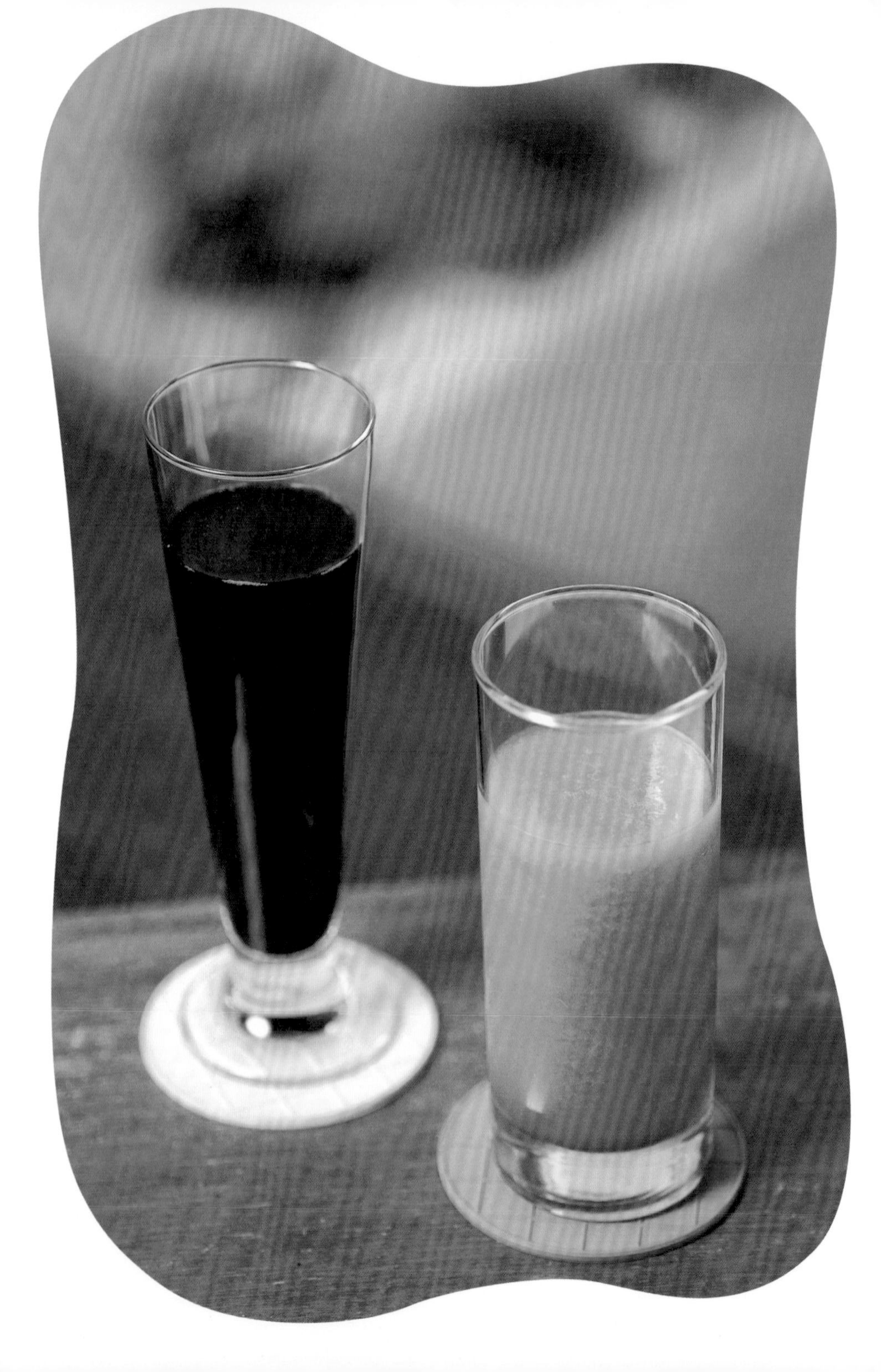

# 檸檬葡萄汁 美白

葡萄含有豐富的維生素C和葡萄籽多酚及花青素，能有效對抗自由基，有效對抗因紫外線照射所造成的色素沉澱和色斑。尤其是葡萄籽多酚，抗皺和延緩皮膚老化的效果更為明顯。此外，葡萄中的礦物質能夠使體內的水分平衡，有效排毒並淨化肌膚。
檸檬除了含多種維生素和礦物質外，還含有有機酸、黃酮類、揮發油等，對促進新陳代謝、增強抵抗力、延緩衰老都很有助益。檸檬中獨特的果酸，可軟化皮膚的角質層，檸檬酸能防止皮膚色素沉澱，使肌膚美白、富有光澤。

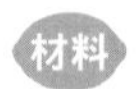

有機葡萄200公克（不去籽）、檸檬果肉50公克

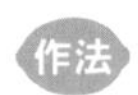

葡萄洗淨，與檸檬果肉一起放入榨汁機中，加入300毫升開水榨汁。

# 鳳梨木瓜汁 美白・預防感冒

鳳梨蛋白酶能有效分解體內的蛋白分子，纖維素能促進腸蠕動，加快消化吸收，防止便祕，在幫助清理腸道的同時還能調節膚色。鳳梨中還含有豐富的維生素B，能防止皮膚乾裂，使毛髮滑順有光澤。經常飲用鳳梨汁，還能夠延緩老人斑的出現和淡化老人斑。
木瓜中含有豐富的維生素C，能夠有效抑制黑色素的形成，使皮膚光潔白皙；木瓜中豐富的胡蘿蔔素，能夠有效清除體內自由基，延緩肌膚衰老；木瓜中的胡蘿蔔素能夠轉化為維生素A，防皺、去皺效果良好。此外，女性多吃木瓜，也有豐胸效果。

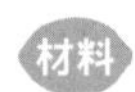

有機鳳梨果肉150公克、木瓜果肉150公克

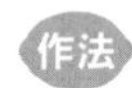

鳳梨果肉、木瓜果肉一起放入榨汁機中，加入400毫升開水榨汁。

# 櫻桃紅酒汁

美白・抗衰老

中醫古著《名醫別錄》中記載：「吃櫻桃，令人好顏色，美志。」櫻桃中維生素Ａ含量豐富，可以使皮膚紅潤嫩白，去皺消皺。櫻桃也富含維生素Ｃ，可延緩衰老，滋養肌膚。另外，櫻桃中的鐵含量居水果類首位，可以預防女性缺鐵性貧血，使肌膚煥發光彩，飽滿紅潤。

紅酒汁之所以能美容養顏，是因為釀造紅酒的原料是葡萄，而葡萄本身就是美容聖果，其含有的超氧化物歧化酶是超級抗氧化物質，能保護器官和細胞免受自由基的侵害，使肌膚富有光澤和彈性，且能促使毛孔收縮。而紅酒中的超氧化物歧化酶活性甚至高於從葡萄中所提煉的，因此美白功效更好。紅酒中的葡萄多酚，能夠防止色素沉積，刺激暗沉色素的減少和代謝。

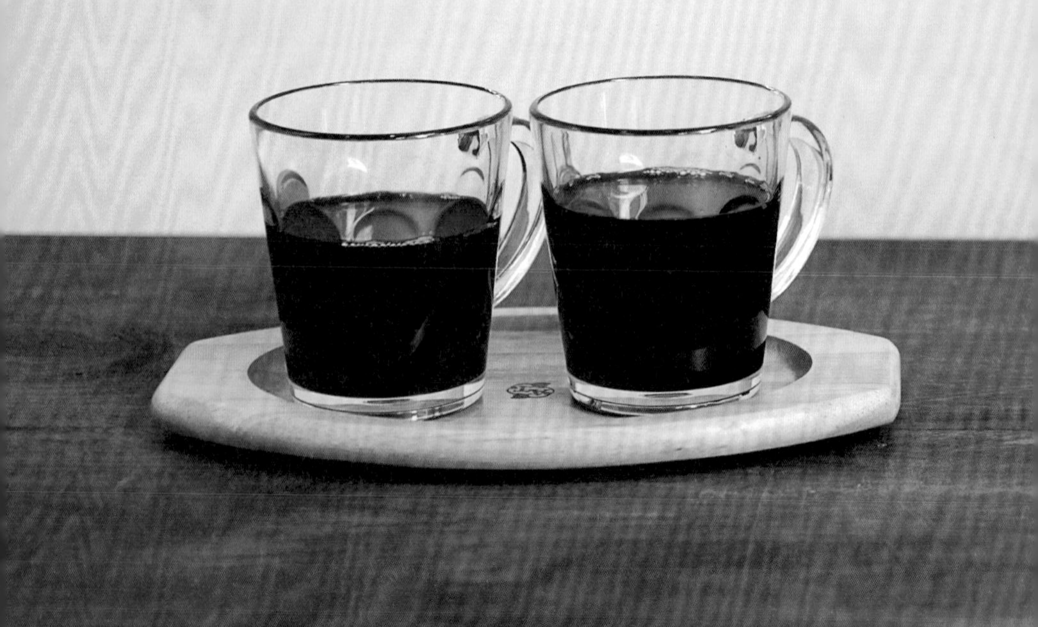

材料

有機櫻桃200公克、紅酒200毫升

作法

1. 櫻桃洗淨、去蒂、去籽，備用。
2. 櫻桃與紅酒一起放入榨汁機中榨汁。

POINT

200毫升紅酒=3/4碗飯的熱量=1湯匙半油的熱量，所以要謹慎食用。

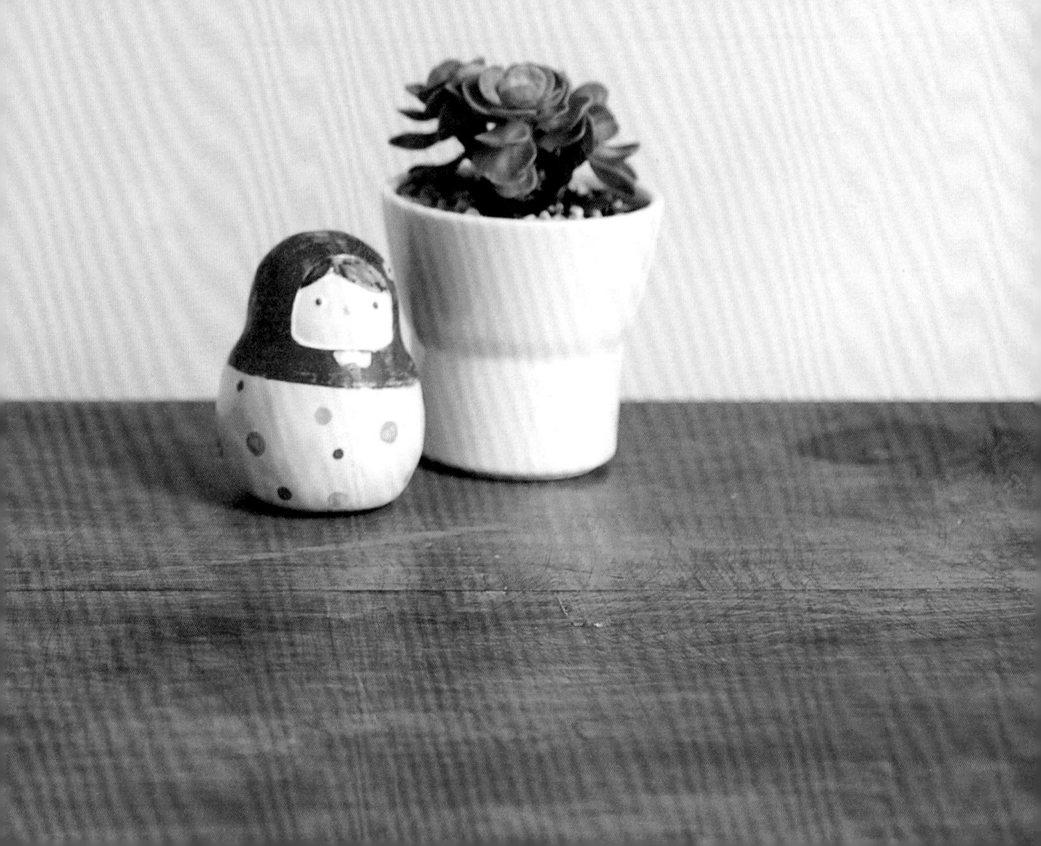

## 滋潤淡斑

色斑是由於皮膚上的黑色素增加，進而沉澱於臉部的褐色或黃色斑點。色斑的形成有很多種原因，外在的因素有劣質化妝品、空氣污染、紫外線照射、濫用抗生素類藥物及缺乏維生素C等，而內在因素則是卵巢等臟器及腎上腺功能不良、內分泌紊亂等。下面就來看看哪些蔬果飲品具有除斑效果。

# 酪梨牛奶汁

**美白淡斑・補充營養**

酪梨富含β胡蘿蔔素、維生素A、維生素B群、維生素C、維生素E、多種礦物質及必需脂肪酸等，可抗肌膚老化，淡斑除斑，使皮膚美白、富有光澤，是養顏聖果。酪梨的保濕效果也很好，能透過補水的方式而淡化皮膚色斑。另外，它也具有豐胸效果。

牛奶能為人體提供優質的蛋白質，使肌膚得到充分的營養和滋潤。牛奶的營養成分可以提高肌膚細胞的活性，促進肌膚的新陳代謝，使黑色素排出，淡化色斑。

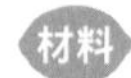

有機酪梨果肉150公克、牛奶300毫升

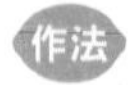

1.酪梨果肉切塊，備用。

2.酪梨果肉與牛奶一起放入榨汁機中榨汁。

# 荔枝優酪乳

排毒．調理內分泌

荔枝中維生素含量十分豐富，常吃荔枝，能夠促進血液循環，防止色素的沉積，產生淡斑除斑的效果。荔枝還有補腎益精、改善肝功能的功效，能夠加速體內毒素的排出，使皮膚細膩光滑。

優酪乳中含有乳酸菌，能夠維護腸道內的菌種平衡，抑制腸道內腐敗細菌的繁殖，減少有害菌在腸道內產生毒素，使腸道清潔。乾淨的腸道可以自動生成維生素B群，有效預防脂肪代謝不良所引起的面皰、痤瘡、脂漏性皮膚炎等，同時提高皮膚和毛髮的獲氧量，使肌膚健康嫩白、毛髮有光澤。

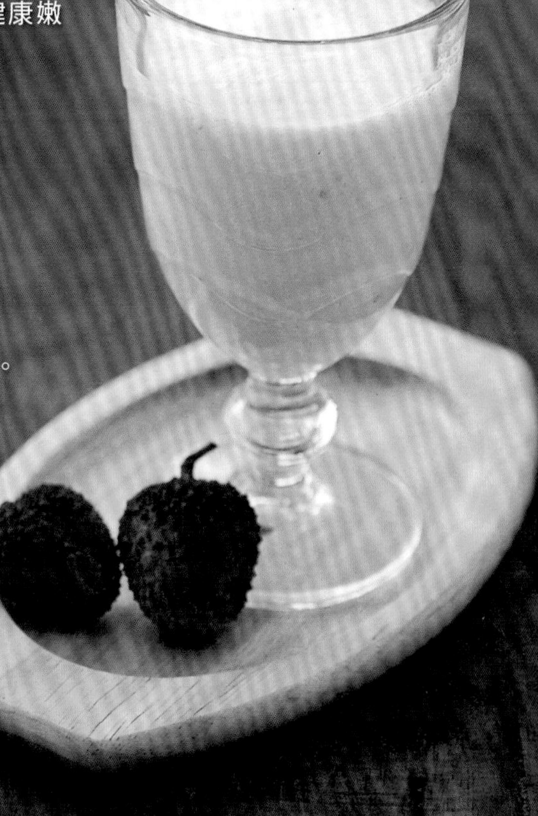

**材料**

有機荔枝果肉80公克、優酪乳200毫升

**作法**

荔枝果肉與優酪乳一起放入榨汁機中榨汁。

# 檸檬番茄汁

美白・抗氧化

番茄中含有豐富的維生素C，是天然維生素C的「小金庫」，而維生素C能夠有效抑制皮膚內酪氨酸酶的活性，防止黑色素的形成與沉積，消除黑斑，使皮膚白淨柔嫩。番茄中還含有豐富的穀胱甘肽，它能夠抑制黑色素，淡化色斑、雀斑。此外，番茄中含有的豐富的維生素B、維生素P、胡蘿蔔素等，對抗衰老、保持皮膚白皙亮澤十分有效。

檸檬中含有十分豐富的抗氧化成分，對促進皮膚的新陳代謝、防止皮膚老化和色素沉積十分有效，是天然的美白聖品。檸檬中豐富的維生素C、維生素$B_1$、維生素$B_2$、有機酸、檸檬酸、果膠等，都能改善皮膚的斑點和細紋問題。檸檬還有殺菌抗炎的效果，是很好的抗菌解毒劑。

材料

有機番茄300公克、檸檬150公克

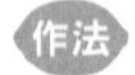


1. 番茄洗淨、去蒂，底部切十字刀，放入滾水鍋中汆燙，取出去皮，備用。
2. 番茄與檸檬一起放入榨汁機中，加入450毫升開水榨汁。

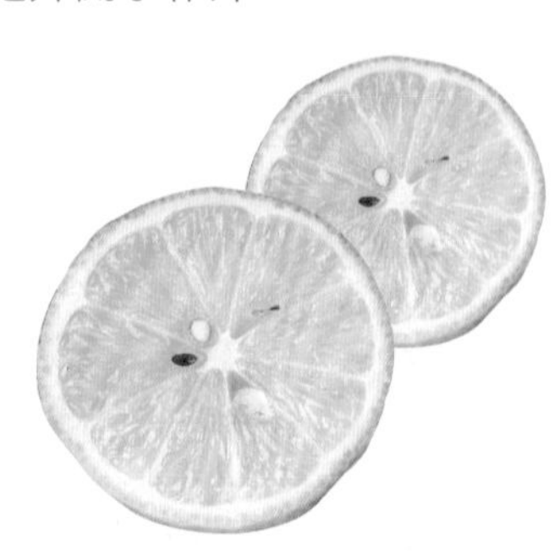

# 柿子桃汁

## 美白淡斑

桃子中豐富的維生素B和維生素C，能夠促進血液循環，打擊黑斑，防止和修護電腦輻射、紫外線等對皮膚的傷害，使得肌膚紅潤、富有光澤。桃子中豐富的果酸，對皮膚有很好的保濕效果；而其含量豐富的鐵，是補血健脾的聖品。女性常吃桃子，不僅可以除斑淡斑，還能夠擁有白裡透紅的健康膚色。

柿子中含有較豐富的胡蘿蔔素，它可以防止皮膚粗糙和色斑的形成，美白肌膚。它還有潤肺生津的功效，能有效補充人體養分和細胞內液。此外，柿子中含有大量的維生素C，美白去斑效果佳，內含的果膠則能潤腸通便，有效維護腸道內的菌種平衡，防止便祕和毒素囤積。

**材料**

有機桃子果肉200公克、柿子150公克

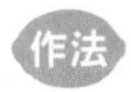


1. 桃子果肉切塊；柿子洗淨、去皮，備用。
2. 桃子果肉與柿子一起放入榨汁機中，加入350毫升開水榨汁。

# 紅棗豆漿

紅潤氣色

紅棗中含有豐富的維生素C、胡蘿蔔素、維生素E、有機酸及鈣、鐵、磷等營養素，能夠促進皮膚新陳代謝，加速肌膚黑色素的分解和排出，防止皮膚暗沉和色斑。此外，紅棗中富含鐵，有健脾益氣功效，能夠促進氣血生成，使皮膚紅潤健康。

**材料**

有機紅棗50公克、有機黃豆150公克

**作法**

1. 紅棗洗淨、去核；黃豆洗淨，以清水浸泡五小時，備用。
2. 以一杯黃豆和一杯水的比例放入果汁機中，加入紅棗打至沒有顆粒。
3. 以濾網濾去渣滓，留下生豆漿，倒入鍋中，加入相同份量的清水，以大火煮開，一邊煮一邊攪拌。
4. 依個人喜好加入糖，攪拌均勻之後立即熄火，熄火後勿再攪拌，直至放涼。
5. 飲用時撈去豆漿上的豆腐皮即可。

## 清除粉刺

粉刺、痤瘡、青春痘等臉部肌膚問題，嚴重困擾愛美的女性，不僅影響美觀，而且難以治癒。粉刺形成的原因，通常是內分泌失調、毛囊阻塞、長期化妝、飲食習慣不佳、睡眠不足等，因此，要清除粉刺，必須從清熱排毒、調理內分泌開始。

# 苦瓜汁 調節內分泌・消暑解渴

苦瓜中富含維生素C、維生素$B_1$、礦物質及粗纖維等營養素，及苦瓜素、苦瓜蛋白等多種活性成分，具有清熱燥濕、美容養顏的功效。苦瓜中的營養素能夠增強免疫細胞的活性，而其苦瓜皂苷能夠幫助人體及時排出毒素，調節內分泌，使體內環境保持健康的狀態。體內環境健康、潔淨，就能避免肌膚因為油脂分泌過盛而導致毛囊阻塞，形成粉刺和面皰。此外，苦瓜還具有滋潤皮膚的功效。夏季由於天氣濕熱，是面皰好發季節，多吃苦瓜，不僅能消暑解渴，還能預防粉刺、面皰的生成。

**材料**

有機苦瓜400公克

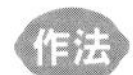


1. 苦瓜洗淨、去皮、去籽，放入滾水中燙熟。
2. 再放入榨汁機中，加入500毫升開水榨汁。

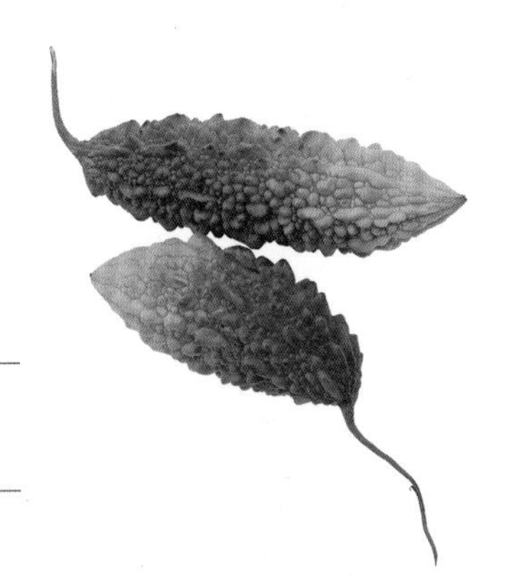

**POINT**

苦瓜汁可以內服再加上外擦，效果更為顯著。

# 西瓜菠菜汁

排毒・滋潤肌膚

西瓜多汁，具有利水功效，尤其在炎炎夏日，皮膚容易因為火旺而生成粉刺和面皰，吃西瓜有助於及時排出體內的老廢物質和毒素，還能滋養肌膚，令皮膚白皙柔嫩，延緩肌膚老化。另外，將白色的西瓜皮部分切成薄片，貼在面皰疤痕處，即能淡化痕跡。

菠菜富含粗纖維，能促進腸蠕動，防止便祕，有效排毒；其所含的鐵，能防止女性缺鐵性貧血，使肌膚紅潤又有光澤。菠菜還含有豐富的維生素$B_2$，它能促進細胞內醣、蛋白質和脂肪的代謝，加速細胞內的生物氧化過程，抑制面皰和粉刺的形成。

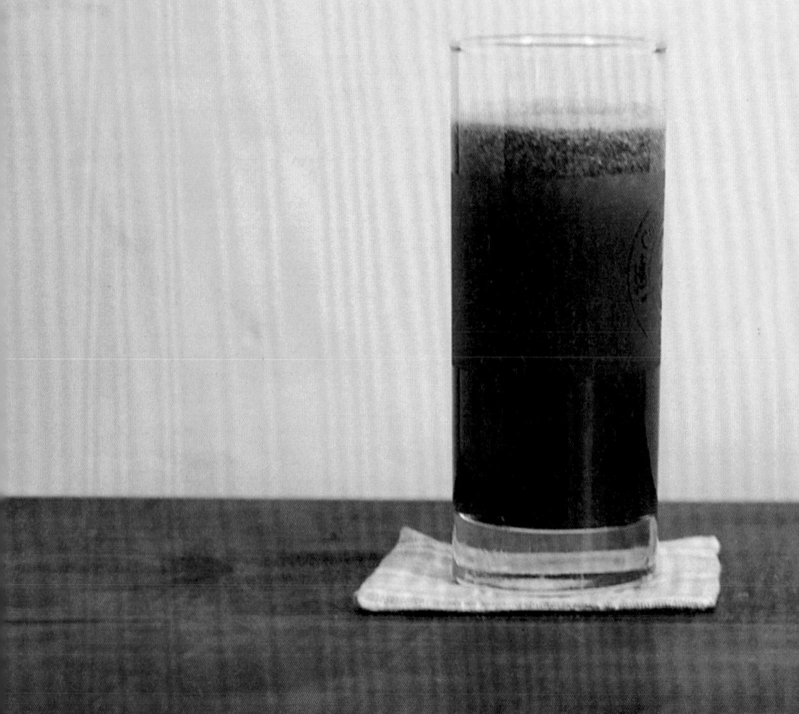

材料

有機西瓜果肉200公克（不去籽）、菠菜200公克

作法

1. 菠菜洗淨、切段，放入滾水鍋中汆燙20秒，備用。
2. 西瓜果肉（不去籽）與菠菜一起放入榨汁機中，加入500毫升開水榨汁。

**POINT**

這道飲品有消脂減重的作用。

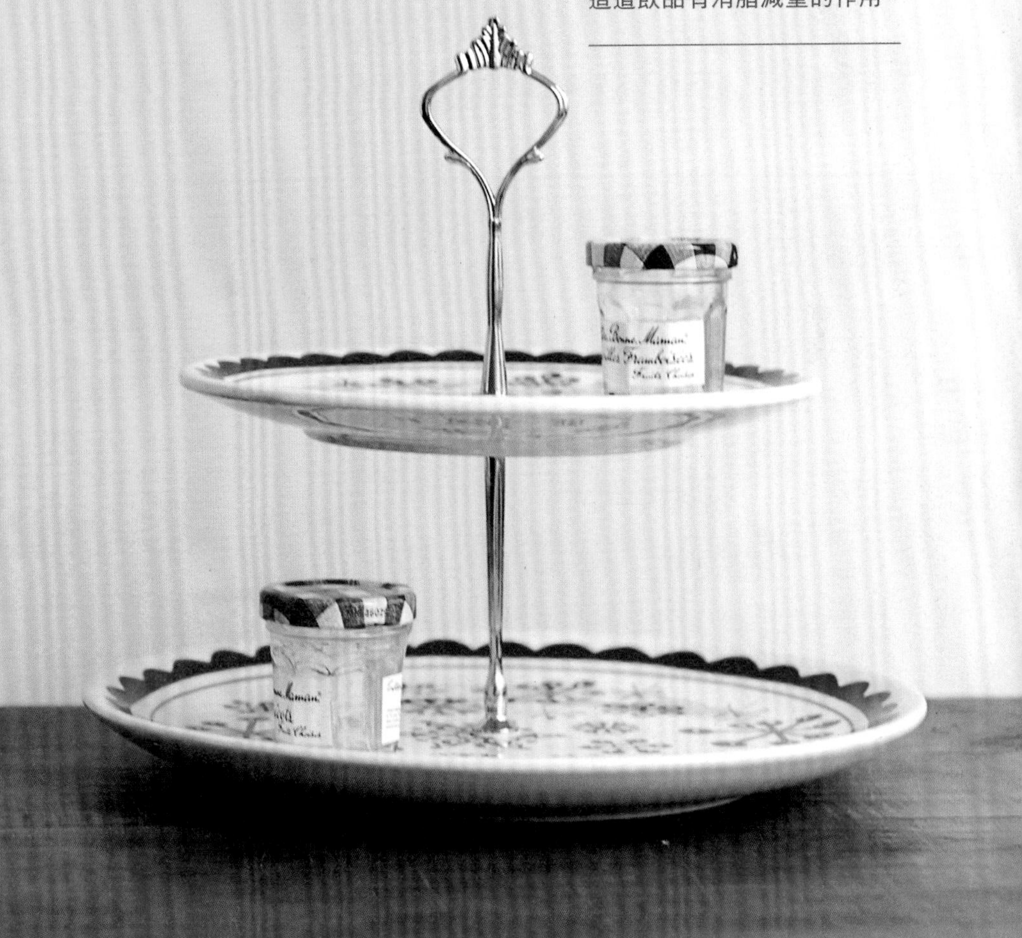

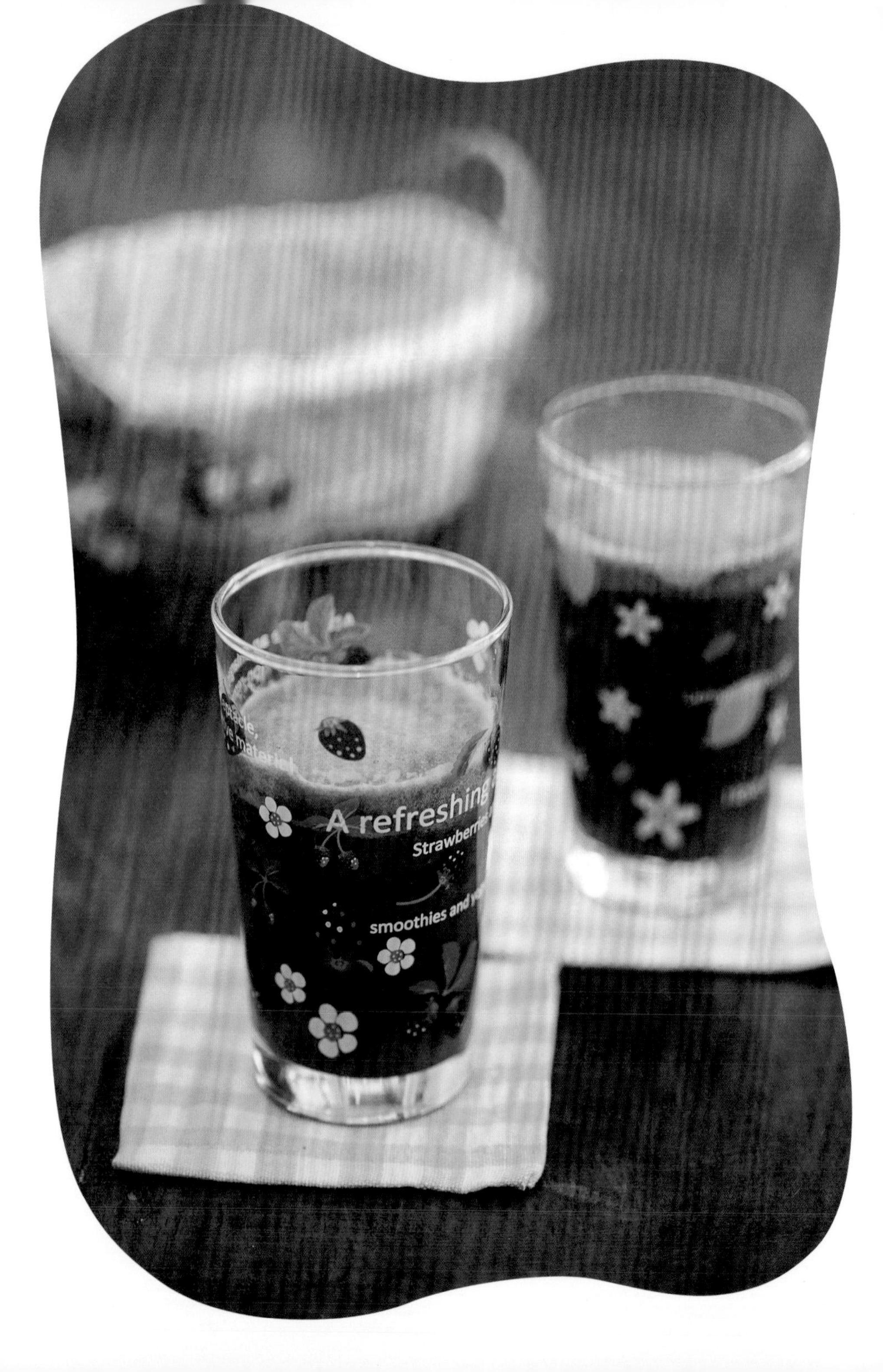
A refreshing
smoothies and

# 胡蘿蔔芹菜汁

排毒・美膚

胡蘿蔔可說是蔬果飲品中的明星，具有解毒、清潔血液的作用。胡蘿蔔中豐富的纖維素，能夠預防便祕，調節腸道，清理毒素，預防因毒素堆積而造成粉刺和痤瘡。胡蘿蔔中的胡蘿蔔素能夠轉化成維生素Ａ，提高免疫力，維護上皮組織細胞健康，增強皮膚的抵抗力，對清除粉刺、面皰，抑制肝火旺盛和油脂分泌旺盛，十分有益。

芹菜素有清熱去火、養血補虛的功效，能使肌膚紅潤又有光澤。我們一般都是食用芹菜的莖部，其實芹菜葉的營養更豐富，其維生素Ｃ、胡蘿蔔素、維生素$B_1$、鈣等含量都高於莖部。多吃芹菜，能夠幫助人體清潔肌膚，去除油脂，清火去痘，有很好的美膚效果。但是，芹菜屬感光性植物，所以食用芹菜之後應避免光照，並做好防曬工作。

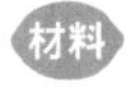


胡蘿蔔200公克、有機芹菜200公克

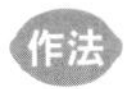


1. 胡蘿蔔洗淨、去皮、切塊；芹菜洗淨（包含芹菜葉和芹菜莖）、切段，備用。
2. 胡蘿蔔與芹菜一起放入榨汁機中，加入500毫升開水榨汁。

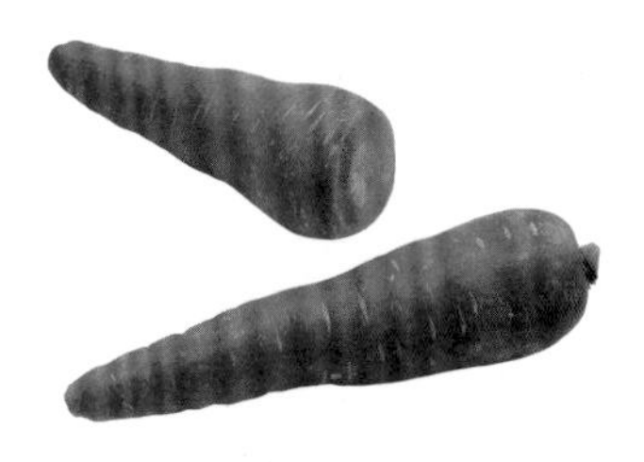

健康小站

# 瘦身養顏，排毒是關鍵

縱觀瘦身和養顏方法不難發現，排毒是關鍵。毒素是造成高血壓、動脈硬化、免疫力低下等疾病的殺手，同時也是造成肥胖、肌膚粗糙暗沉、粉刺或痤瘡橫行的主要原因。所以，愛美的女生，瘦身養顏第一步，不妨從排毒開始。下面介紹幾種排毒效果良好的食物，可以適量搭配在蔬果飲品中。

## 蜂蜜

蜂蜜是很常見的滋補品，能夠強健身體，同時排毒養顏。蜂蜜清熱、補中、解毒、潤燥、止痛，而且潤腸通便效果良好，能促使體內的廢棄物和毒素及時排出。

## 茶

喝茶也能排毒是因為，它能夠清除腸道內的油脂，達到排毒清腸的功效。如紅茶和普洱茶，具有助消化、解酒和去油脂的功效；半發酵的烏龍茶，有生津利尿、消食除膩的功效；而未發酵茶則有排毒、解暑、退燒、防癌等功效。

### 綠豆

炎炎夏日裡，喝碗綠豆湯，消暑效果最佳，尤其是包裹著綠色豆衣的綠豆芽，清熱解毒效果最好。

### 海帶

海帶能夠促使身體排出放射性物質，而其所含的褐藻膠，可在腸內形成膠狀物質，防止人體吸收有害的重金屬，如鉛、鎘等放射性元素，有效排毒。海帶還有很好的利尿和通便作用，能有效清除體內廢棄物。所以，海帶是女性排毒養顏食療中不可或缺少的食材之一。

具有排毒作用的食物還有很多，如黑木耳、胡蘿蔔、苦瓜、綠色蔬菜等。只要我們飲食均衡，多方攝取營養，透過食物來排毒便輕易可行。

另外，排毒還需喝足量的水、適度的運動，這樣便能透過排泄作用來排毒。而蔬果在食用前一定要仔細處理過，避免農藥殘留物等毒素進入體內。當我們能有效排毒，成為真正的「美人」就為期不遠了。

國家圖書館出版品預行編目資料

愛喝手作新鮮蔬果汁：瘦身．排毒．快速增強免疫力！ / 于智華著. -- 三版. --新北市：漢欣文化事業有限公司, 2023.06
160面；21X15公分. -- (簡單食光；5)
ISBN 978-957-686-867-2(平裝)

1.CST: 食療 2.CST: 果菜汁

418.915　　112007062

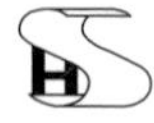


定價320元

簡單食光 5

# 愛喝手作新鮮蔬果汁

作　　者 / 于智華
審　　訂 / 李青蓉
封面設計 / 韓欣恬
執行美編 / 韓欣恬
出 版 者 / 漢欣文化事業有限公司
地　　址 / 新北市板橋區板新路206號3樓
電　　話 / 02-8953-9611
傳　　真 / 02-8952-4084
郵撥帳號 / 05837599 漢欣文化事業有限公司
電子郵件 / hsbookse@gmail.com
三版一刷 / 2023年6月